日本薬膳学会

和 の 薬 膳

日本薬膳学会 編
協力 鈴鹿医療科学大学

本書で使用している食材・調味料・だし汁・栄養計算について

◇ 食　材

　食材の本来の味を活かして調理をすることでからだにやさしい味に仕上がります。野菜、果物などは新鮮なものを使います。旬の新鮮な食材を使うことで、おいしさだけではなく、食材のもつそれぞれの特性を引き出すことができます。

【雑　穀】

　雑穀とは大麦、ひえ、あわ、きび、黒米、赤米、玄米、黒豆、とうもろこしなどのことをいいます。使用する雑穀米は市販されている五穀米や十六穀米を使用してもよいでしょう。栄養素量の計算は「大麦、ひえ、あわ、きび、黒米」で計算をしています。

【しょうゆ】

「しょうゆ」は〝こいくちしょうゆ〟を使用してください。「淡口しょうゆ」の場合は食材に記載してあります。

【砂　糖】

〝砂糖〟は「きび砂糖」を使用しています。きび砂糖は精製された上白糖よりもさとうきびの風味が残っており、ミネラルも含まれています。きび砂糖がない場合は、三温糖などを使用してもよいです。

【塩または塩・こしょう】

〝塩〟は精製塩ではなく天然塩を使用しています。精製塩はほとんど塩化ナトリウムのため塩辛いですが、天然塩は他のミネラルも含まれており、味がやわらかいものもあります。天然塩には岩塩や天日塩などがあります。

　材料に記載している「塩」「塩・こしょう」の〝少々〟は指2本でつまんだ程度の量で、約0.5gになります。こしょうは加減をして入れるようにしてください。

◇ だし汁

　だし汁は、特に記載のない場合は〝昆布・かつおだし〟を使用しています。昆布とかつおの量は水に対して1〜2％の重量を入れます。下記のだしのとり方を参考にしてください。

【だしのとり方：2Lの場合】

①鍋に分量の水（2L）と、花かつおと昆布が水分を吸収する分の水約1割（200ml）を入れ、昆布40gを軽くふいて加え、1時間ほど置く。

②弱火にかけ60℃程度に保ち、沸騰させないように約1時間ゆっくりと加熱する。

③昆布を引き上げ、花かつお40gを入れる。ここで混ぜたりしない。

④10秒程で火を止め、静かにペーパータオルなどでこす。

◇ 栄養計算

　栄養計算には食品成分表（八訂）を用いています。薬膳で使用する記載されていない食材については市場にあるものを調査し、栄養素量に反映させています。例：杏仁霜など

はじめに

　日本はトップクラスの長寿国で、100歳以上の高齢者人口が９万人を突破しましたが、これらの人たちの８割が食事、着替え、移動などで介助を受けています。自立した生活の指標である「健康寿命」を決めるのは「遺伝的要因」と「後天的な要因」とされ、研究によると「遺伝的要因」は20〜25％、「後天的な要因」は75〜80％といわれています。この背景には現代医学の発展と食生活の改善があります。現代医学に基づいた食生活を送るためには専門的な知識が必要なため、栄養の専門家ではない私たちは食で健康を保つのは大変難しいと思われます。

　私が所属する鈴鹿医療科学大学は、中国の大学と20年以上にわたって提携を結んでおり、毎年中国を訪問しています。体が虚弱な私は、中国の大学を訪問するたび、薬ではなく食事で体質改善するように勧められてきました。まさに「食養生をする」ということです。古来より中国で行われている食養生の考えは、季節や体質・体調に合った食材を使い毎日の食事をして健康を保ち、体の不調を改善するものです。つまり食材がもつさまざまな効能を利用し、病気の予防や体調不良の改善を食事（膳）で行います。この食養生の考えが今の「薬膳」になりました。

　「薬膳」とは「薬の入った膳でなく薬となるような膳」であり、その考えは2,000年の歴史がある中国医学（中医学）を基礎としています。「薬膳」の基本的な考えに「三因制宜」があります。「因時制宜」：時に合った食材、「因地制宜」：土地に合った食材、「因人制宜」：人に合った食材。これがいちばん重要だと私は考えます。私たち日本人は「三因制宜」に基づき、まさに「日本の風土・日本人に合った薬膳」を実践し、身体を養い、健康を保ちたいものです。

　今回作成した本書は、私たち日本人に合う「和の薬膳」です。「和の薬膳」で食養生の方法を理解し、毎日の食生活に活用していただくことを願っています。また中国医学にある「心身一如」という言葉は「心と体は結びついており、心の不調は体に、体の不調は心に影響する」を意味します。まずは食養生で体を養い、心の平安に結びつけてください。

　日本薬膳学会のモットーは「いつまでも美味しく食べられる未病を癒す旅」です。この旅を皆さまとともに続けていきたいと思います。

　『和の薬膳』作成には鈴鹿医療科学大学のスタッフに料理作成、写真撮影等でお世話になりました。最後に、講談社サイエンティフィク、大日本印刷の皆さまにも大変お世話になりました。ここに感謝申し上げます。

2024年１月吉日

日本薬膳学会代表理事
鈴鹿医療科学大学 副学長

髙木 久代

薬膳における基本的な考え方

三因制宜

薬膳では「三因制宜（さんいんせいぎ）」に基づいて食材を選びます。三因とは、因時（時：季節）・因地（地：環境）・因人（人：個人差）」の3つの要因のことをさします。この三因に基づく考え方にしたがって食材を選ぶことがポイントになります。

◇ 因時制宜

時期（季節）にあわせて食材を選び食養生することをさします。季節ごとに気温や湿度が異なることから、それらに適した食材をとることが健康につながると考えます。古来から健康のために「旬のものをとりましょう」といいますが、まさに因時制宜にあたります。

◇ 因地制宜

土地にあわせて食材を選び食養生することをさします。食材は、その気候風土によって育まれます。「適地適作」という言葉がありますが、その土地の気候に適した食材がよく育ちます。人も同じで、その土地の気候風土に適応するためには、土地に適した食材をとることが健康につながると考えます。その地域で採れた食物をその地域で消費することを通じて、消費者と生産者が互いの距離を縮めようとするとりくみを「地産地消」といいますが、まさに因地制宜にあたります。

◇ 因人制宜

体質や体調にあわせて食材を選び食養生することをさします。冷え性の人にはからだを温める食材を、暑がりの人にはからだを冷ます食材をすすめるなど、体質や体調に適した食材をとることが健康につながると考えます。

因時制宜

季節にあわせて食材を選ぶ

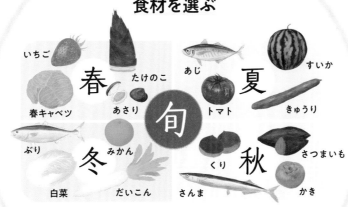

いちご　たけのこ　あじ　すいか

春キャベツ　あさり　トマト　きゅうり

旬

ぶり　みかん　冬　秋　さつまいも

白菜　だいこん　さんま　かき

三因制宜

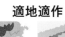

適地適作

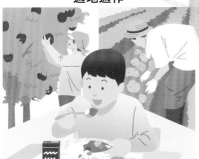

地産地消

土地にあわせて食材を選ぶ

因地制宜

冷え症によい食材

かぼちゃ　とうがらし

しょうが

暑がりによい食材

ゴーヤ　きゅうり

トマト

体質や体調にあわせて食材を選ぶ

因人制宜

5

五性

　食材には、からだを養うさまざまな要素があります。そのひとつが栄養素に基づく考え方です。主食となるような「米」にはブドウ糖を生み出す糖質が多く含まれるので、献立の中心となります。「肉」や「大豆」にはアミノ酸を生み出すたんぱく質が多く含まれるので、からだをつくるために欠かせない栄養素です。このような栄養素は、食材のもつ特性となります。しかし、薬膳の世界では、まったく異なる食材の特性を考えます。そのひとつが「五性」です。

　五性とは、食材のもつ寒熱にかかわる特性で、温・熱・寒・涼・平の「5つの性質」から成り立っています。この背景には中国から古く伝わる思想「陰陽論」があります。「表と裏」「前と後」「天と地」「男と女」など物事の二面性を表す概念で、「温熱」と「寒涼」も物事の性質を2分する陰陽論の考え方です。「平」は、温熱・寒涼の中間の性質をもちます。

　温性および熱性の食材は、からだを温め、興奮させるはたらきがあります。代表的な食材に、ねぎ・しょうが・たまねぎ・にら・わさび・にんにく・しそなど薬味と呼ばれるものがあります。このほか、なつめ・ももなどがあります。

　涼性および寒性の食材は、からだを冷やし鎮静させるはたらきがあります。代表的な食材に、トマト・セロリ・レタス・ゴーヤ・きゅうりなどの夏野菜やみかん・レモン・キウイフルーツなどの果物、緑豆、そばなどがあります。

　平性の食材は、寒熱いずれの性質ももたない常食しやすいもので、うるち米・じゃがいも・やまいも・大豆・牛肉、うめ・ぶどう・りんご・パイナップル・オリーブなどの果物があります。

　寒熱の性質ですが、食材を調理や加工で温めたり冷やしたりすることによる特性ではなく、食材自体がもつ特性と考えます。五性を意識した全般的な食材選択としては、温熱性・寒涼性のいずれかに極端に偏ることなくバランスを重視することが求められます。しかし、夏は暑さに対して寒涼性の食材を、冬は寒さに対して温熱性の食材を意識する必要があります。

＊陰陽論：薬膳においてからだは「陰」と「陽」のどちらにも傾かず、バランスのとれた状態が望ましいとされている。それを示す図が陰陽太極図である（右図）。陰（黒）に偏ると、からだが冷えて重くなり、むくみや痛みが出るとされ、陽（白）に傾くと、からだが暑くなってほてりやのぼせの症状が出て、吹き出物や便秘になるとされている。

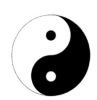

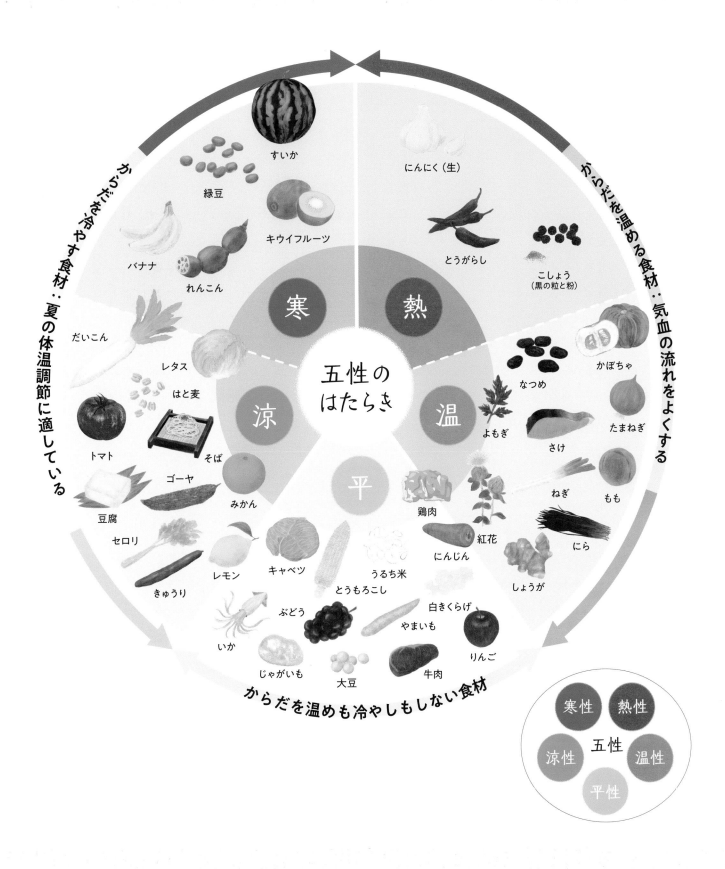

五性のはたらき

寒

熱

涼

温

平

からだを冷やす食材：夏の体温調節に適している

からだを温める食材：気血の流れをよくする

からだを温めも冷やしもしない食材

すいか
緑豆
バナナ
れんこん
キウイフルーツ
だいこん
レタス
はと麦
トマト
そば
ゴーヤ
豆腐
セロリ
みかん
レモン
きゅうり
キャベツ
とうもろこし
うるち米
いか
ぶどう
じゃがいも
大豆
やまいも
白きくらげ
牛肉
りんご
にんにく（生）
とうがらし
こしょう
（黒の粒と粉）
かぼちゃ
なつめ
よもぎ
さけ
たまねぎ
もも
ねぎ
にら
鶏肉
紅花
にんじん
しょうが

寒性　熱性
涼性　五性　温性
平性

7

五味

　五味とは、酸味・苦味・甘味・辛味・鹹味（塩味）の5つの味をさし、それぞれの味に特性があります。この背景には「五行論」と呼ばれる中国の古代思想があり、自然界のさまざまな物事を「木」「火」「土」「金」「水」の5つに分類する考え方です。たとえば季節やからだの重要な臓器、そして味は「木＝春＝肝＝酸味」「火＝夏＝心＝苦味」「土＝長夏（梅雨）＝脾（胃腸）＝甘味」「金＝秋＝肺＝辛味」「水＝冬＝腎＝鹹味」のように配当され、それぞれが関連しあっています。

　酸味（酸っぱい味）には収斂作用といって、筋肉などを引きしめたり、汗や尿などの出すぎを止めるはたらきがあり、からだに適度な緊張感をもたせたり、汗や尿量を調節します。代表的な食材は、柑橘類・うめ・トマト・もも・オリーブ・酢・さんざしなどになります。ストレスの多い春に気分をすっきりさせる効果があります。

　苦味（苦い味）にはからだの余分な熱をとる清熱作用や、余分な水分を排出する作用があり、夏の暑さをやわらげたり、吹き出物による腫れをおさえてくれます。代表的な食材は、ふきのとう・よもぎ・うど・セロリ・レタス・ゴーヤ・緑茶になります。

　甘味（甘い味）には元気を補う滋養作用があり、疲れたときに甘いものが欲しくなるのは、からだがエネルギーを欲しているサインです。また胃腸の調子を整えるはたらきもあり、胃腸の調子が崩れやすい梅雨や暑い夏に最適です。代表的な食材は、うるち米・じゃがいも・やまいも・大豆・バナナ・はちみつ・ごまなどがあります。

　辛味（辛い味）には血のめぐりを高める発散作用があり、寒い時期に辛い薬味をとると血液のめぐりが促され、からだが温まります。代表的な食材は、ねぎ・しょうが・たまねぎ・かぶ・だいこん・こしょうなどがあげられます。

　鹹味（塩辛い・しょっぱい味）にはかたいものをやわらげる軟堅作用があり、便秘を解消したり、寒い季節のからだの縮こまりを防ぎます。代表的な食材は、いわし・いか・たこ・えび・かに・海藻類・しじみなどがあります。

　これら五味は、五行論にしたがい季節ごとに配当されています。春は酸味、夏は苦味、秋は辛味、冬は鹹味となり、それぞれが季節の主要な味となります（甘味は長夏（梅雨））。また季節の移り変わりを考慮しながらその他の味も加味します。このような五味の考え方は、栄養学にはない薬膳独特の食材特性です。

五味	五行	五季	五臓のはたらき	作 用	食 材
酸味	木	春　肝	血液の貯蔵と量の調節 消化を助ける	[収斂作用] 汗や尿の調節 適度な緊張を与える	柑橘類、うめ、トマト、オリーブ、酢、さんざし
苦味	火	夏　心	血液を全身に送り出す 精神活動と深くかかわる	[清熱作用] 余分な熱をとる 余分な水分を排出	ふきのとう、よもぎ、うど、セロリ、ゴーヤ
甘味	土	長夏（梅雨）　脾（胃腸）	消化吸収機能に影響する 不要物を排出	[滋養作用] 食欲を増進 胃腸の調子を整える	うるち米、じゃがいも、やまいも、大豆、バナナ、はちみつ、ごま
辛味	金	秋　肺	気や全身の水分調節 呼吸機能に影響する	[発散作用] 血のめぐりを活発にする	ねぎ、しょうが、たまねぎ、かぶ、だいこん、こしょう
鹹味（塩味）	水	冬　腎	成長機能に深くかかわる 水分代謝と貯蔵の調整	[軟堅作用] 硬くなったからだをやわらかくする 便秘を改善	いわし、いか、たこ、えび、かに、あさり、海藻

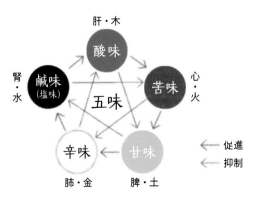

肝・木
酸味

腎・水
鹹味（塩味）

心・火
苦味

五味

肺・金
辛味

脾・土
甘味

← 促進
← 抑制

中国医学（中医学）における基本的な考え方

気血水

　医学の世界では、三大○○と表現されることが多くあります。たとえば、日本人の三大疾患（死因）というと、悪性新生物（がん）・虚血性心疾患（心臓病）・虚血性脳疾患（脳卒中）が挙げられます。また、これら病気の背景に糖尿病が潜んでいることがあります。この糖尿病の三大症状といえば、口渇（喉が渇く）・多飲（たくさん飲む）・多尿（尿量が増える）があります。では、薬膳の世界はどうでしょうか。

　薬膳の背景にある中国の伝統医学である中医学からみて、からだに重要な要素（物質）を3つ挙げるとしたら何でしょう。1つ目は、からだのさまざまなはたらきを支える「エネルギー」、2つ目は、そのエネルギーを全身に届ける「血液」、3つ目は血液のもとになる「水」となります。この3つは命を営むうえで重要であることはもちろんのこと、不足したり流れが滞ると、体調不良や病気の原因になると考えます。薬膳では、この3つを過不足なく補うことや、全身に滞りなく届けることを重視します。

　私たちは日常で、「元気」「やる気」「活気」など「気」のついた言葉をよく使います。心身ともに活動の源を表現する言葉ですが、これはからだのはたらきを支える「エネルギー」に相当します。中医学では、この「エネルギー」を「気（き）」と表現します。また、「血液」を「血（けつ）」、「水（みず）」を「水（すい）」または「津液（しんえき）」と表現します。

◇ 気

　古代中国では、人間や動物、そして木や石など自然界のすべては「気」によってつくられると考えました。「気」は、エネルギーにたとえられ、目にすることはできませんが、からだをつくり、機能させる重要な要素です。この「気」は、親から受け継いだり、食物や呼吸により補われます。「気」には活動の源となる「エネルギー」の要素ばかりではなく、「細菌やウイルスからからだを守るはたらき」「からだを温め体温を保つはたらき」「食物を栄養素にかえたり、水を汗に

かえたり、物質を変化させるはたらき」があると中医学では考えます。たとえば、適度にからだを動かすと空腹感（食欲）が生じます。適切な食事をとり、胃腸が活発であると、食物からさまざまな栄養素が生み出され、からだが養われます。このからだを動かしたり胃腸が働くことは、「気」のエネルギーの側面になります。食後にからだが温かくなることを感じますが、これが「気」の体温を保つ作用になります。また、食物が栄養素に変化することも「気」の作用です。このようにからだの営みに「気」は欠かせません。そのような「気」が不足すると、エネルギー不足になり倦怠感や脱力感が生じたり、心の側面では気力低下につながります。また温める力が弱くなれば、冷えを感じたり、細菌を退治する力が弱まれば、季節の変わり目に風邪をひきやすくなります。

◇ 血

　血液は、心臓のはたらきによって全身をめぐりながら細胞に「酸素」や「栄養素」を運びます。細胞に運ばれた酸素と栄養素をもとにエネルギー物質がつくられ、細胞は活動し、生命が営まれます。このような血液を中医学では「血（けつ）」と表現します。中医学が発祥した2,000年前に酸素や栄養素のような微細な物質はとらえることができませんでしたが、そのときから「血」は全身を栄養する赤い液体ととらえられていました。からだのなかで、食物から得られる物質と水が混ざり、「気」が作用することで「血」が生まれると考えました。したがって、「血」は全身を養う重要な物質となります。顔の赤みが失われ青白かったり、少し黄色味を帯びていたり、舌や唇・爪が白くなるのは「血」不足のサインです。「血」が不足すると、倦怠感や脱力感、めまい、動悸、からだの動きの悪さなどが生じますが、これらは全身の細胞が「血」によって適切に栄養が運ばれなかった結果です。また「血」の流れが滞ると、シミやあざ、クマができやすかったり、おなかや手足に刺すような痛みが起こったり、唇や舌の色が青紫をおびたりします。さらに「血」は、心も養うと考えました。心身ともに疲労して力が出なかったり、心配事で気分が憂うつになったり、寝つきが悪くなったり、物忘れが多くなるのは、「血」が不足した結果ととらえます。

◇ 水

　体重の約60％は水分といわれており、からだにとって「水」は重要な要素です。「水」は、血液のもとになるばかりではなく、からだのさまざまなところに分布しています。

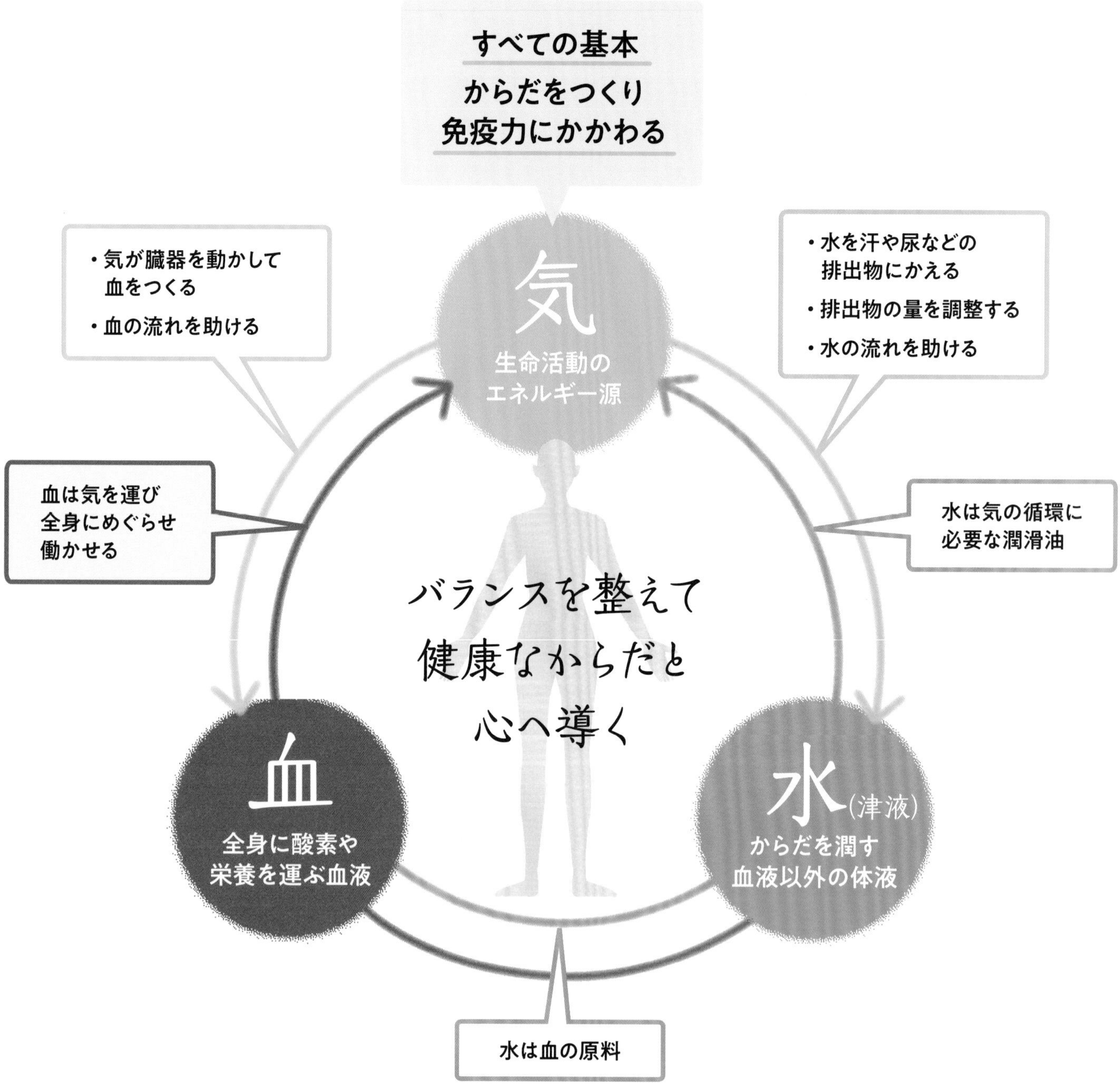

すべての基本
からだをつくり
免疫力にかかわる

気
生命活動の
エネルギー源

・気が臓器を動かして
　血をつくる
・血の流れを助ける

・水を汗や尿などの
　排出物にかえる
・排出物の量を調整する
・水の流れを助ける

血は気を運び
全身にめぐらせ
働かせる

水は気の循環に
必要な潤滑油

バランスを整えて
健康なからだと
心へ導く

血
全身に酸素や
栄養を運ぶ血液

水（津液）
からだを潤す
血液以外の体液

水は血の原料

生物は、海から誕生したといわれます。進化とともに生物は陸に上がりました。このとき、からだのなかを海と似た環境に保つために、体内には「水」が大量に存在するようになったと考えられています。このような「水」は、からだのなかで物質の移動を助けたり、物質を変化させる土台となったり、皮膚や粘膜に潤いを与えたり、体温を一定に保つことにも役立ちます。汗や尿といったからだから排出される液体も「水」がもとになります。「水」は、飲料はもちろんですが、食物からも生み出され、からだ中に分布します。夏は暑さで汗をよくかきますが、喉が渇くのは「水」不足のサインです。秋から冬は空気が乾燥しますが、喉が痛くなったり、皮膚がカサカサするのも「水」不足が原因です。また、水分をとりすぎたり、梅雨のように空気中の水分が多くなると、からだがだるくなることがあります。これは、体内の「水」が過剰だったり、めぐりが悪くなったサインです。「水」もからだに不可欠な要素ですが、過不足や滞りによって体調不良の原因となります。

バランスを崩すと……

 エネルギー（気）の不足から倦怠感、脱力感、無気力、
疲労感、冷え、免疫力低下など

 血の不足から血行不良、めまい、動悸、肌荒れ、倦怠感、
脱力感、不眠、うつ、物忘れなど

 水の流れの滞りからむくみ、排尿異常、めまい、頭痛、疲労感など

といった不調から病気を招きます。

もくじ

春

夏

秋

冬

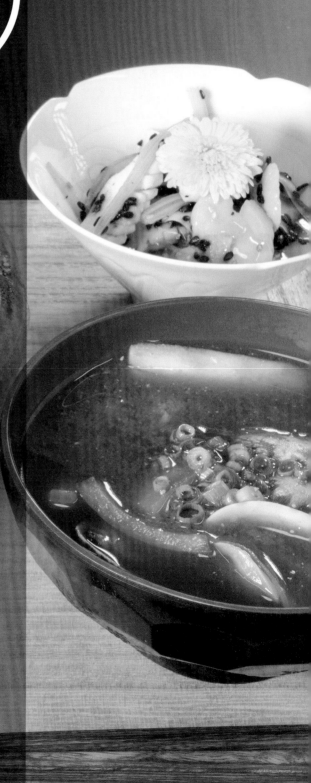

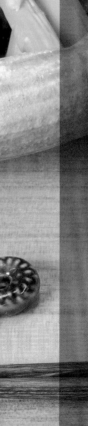

春

草木が芽吹き、小鳥がさえずるうららかな春。

季節のはじまりである春は、生命に満ちあふれ、万物の「生ずる」季節であり、

心も体もうきうきします。冬に「蔵した」エネルギーを発散させ、

高まる陽気にあわせて心と体をしっかり養い、春を楽しみたいものです。

春の養生

春は万物の生長が盛んな時期で、新陳代謝も活発になり、体内の陽気も高まります。初春の頃は、からだがこの変化に追いつかず、頭がぼーっとしたり、だるさを感じることがありますが、無理せず少しずつからだを動かすとともに「酸味」で発散を調節しましょう。また春は、環境の変化も多くストレスもたまりやすい時期です。古くから「春は苦味を盛れ」といわれ、春には苦いものを食べるとよいとされています。春野菜には、苦味でからだを目覚めさせたり、心身を落ち着かせるという知恵がつまっています。このほか春は風の吹く季節。肌寒さと相まって首の後ろから風が吹き込むことで風邪をひくといわれます。スカーフで首を守り、花冷えに備えましょう。

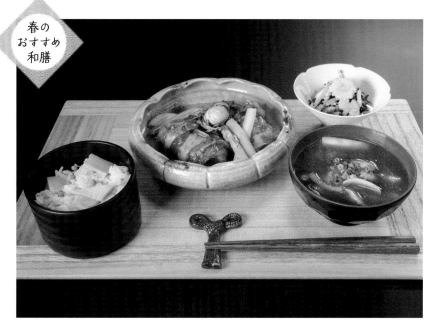

春の
おすすめ
和膳

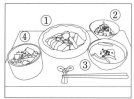

①春キャベツロール 〜紅花あん
②いかとセロリの黒ごま和え
③あさりの味噌汁
④たけのこご飯

献立づくりのポイント

春の献立は、冬の間にため込んだ老廃物や毒素などを排出するため、デトックス効果のある食材とからだの調子を整えるビタミンやミネラルが豊富な春野菜を用いるとよいでしょう。春先には環境の変化でストレスを感じやすくなります。みつばやふきのとう、たらの芽など、苦味や香りの強い食材は気をめぐらせストレスを緩和します。また、たけのこは食物繊維が豊富なため便秘の予防になります。紹介するレシピでは、旬の食材（菜の花、さやえんどう、春キャベツ、たけのこ、セロリ、よもぎなど）を使用します。

春キャベツロール ～紅花あん

胃腸のはたらきを高める春キャベツ。
胃腸のはたらきを高めることはからだ全体に栄養を送り、気力も高めます。

◆ 材料（2人分）

春キャベツ	———————	4枚

[肉だね]

豚肉（ひき肉）	———————	120g
卵	———————	1個
塩	———————	1g
黒ごま	———————	0.7g
ナツメグ	———————	0.1g
豆乳	———————	35g
たまねぎ	———————	40g
にんじん	———————	8g
くるみ（みじん切り）	———	7g

ベーコン	———————	4枚
青ねぎ	———————	4本
マカロニ	———————	5g
オリーブ油	———————	10ml

[紅花あん]

水	———————	400ml
コンソメスープの素	———	4g
紅花	———————	2g
塩・こしょう	———————	少々
くず粉（水溶き）	———————	10g

[飾り用野菜]

アスパラガス	———————	2本
マッシュルーム	———————	2個
スナップエンドウ	———————	2本
わらび（水煮）	———————	少々
ピンクペッパー	———————	6粒

◆ 作り方

1. キャベツの大きさをなるべく同じになるように調整し、たっぷりの湯でゆでて冷水にとり、冷めたらとり出してキッチンペーパーで水分をとる。

2. 肉だねの材料であるたまねぎとにんじんをみじん切りにしてオリーブ油で炒める。甘みを出し、水分を飛ばして冷ます。

3. 2と他の肉だねの材料を混ぜ合わせる。

4. 3の肉だねをキャベツで包む。出来上がりを同じ大きさにする。

5. 4のロールキャベツにベーコンを巻き、青ねぎで結ぶ。

6. 鍋に水、コンソメスープの素、紅花を入れて沸騰させる。

7. 6の鍋にロールキャベツとマカロニを入れて蓋をし、弱火で約20分煮込む。

8. 飾り用野菜をそれぞれゆでる。

9. 器にロールキャベツを盛り、8の野菜を飾る。

10. 7の鍋のスープを塩・こしょうで調味し、くず粉でつないであんにする。

11. 10の紅花あんを9にかけ、ピンクペッパーを散らす。

> ◎ 調理のPOINT
> 春キャベツは蓋をしてコトコト煮込む。

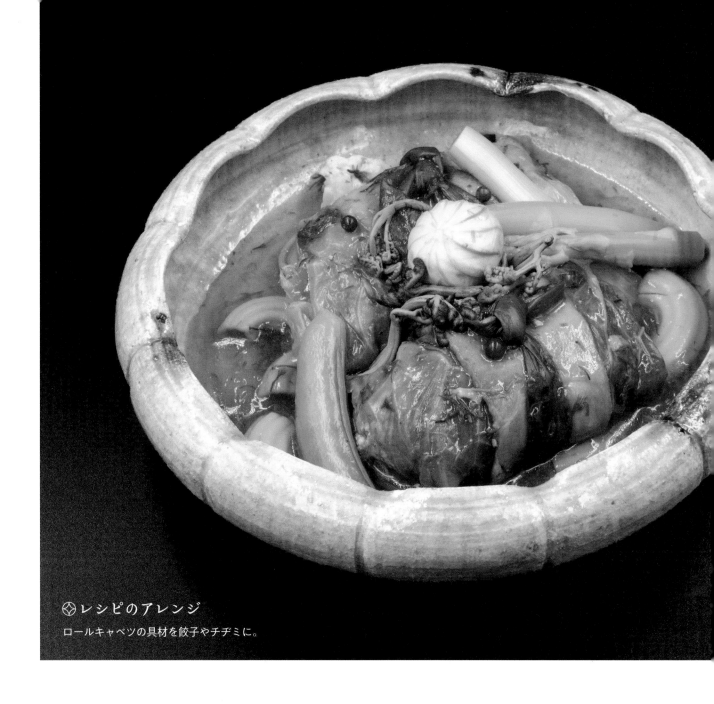

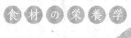レシピのアレンジ
ロールキャベツの具材を餃子やチヂミに。

食材の栄養学

キャベツ

抗潰瘍成分のビタミン様物質（キャベジン）が含まれています。春キャベツは冬と比べてビタミンCやカロテンが多く含まれます。

薬膳の豆知識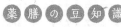

紅花

血液循環をよくし、血液を浄化する紅花。月経不順や冷え、こり、痛みを緩和するはたらきがあります。

栄養素量

エネルギー	388 kcal
たんぱく質	20.5 g
脂質	26.2 g
炭水化物	11.8 g
食物繊維	3.9 g
食塩相当量	2.7 g

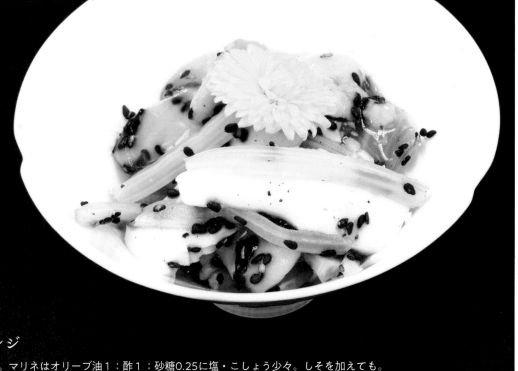

◇ レシピのアレンジ
いかとセロリでマリネに。マリネはオリーブ油1：酢1：砂糖0.25に塩・こしょう少々。しそを加えても。

いかとセロリの黒ごま和え

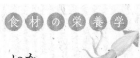

食材の栄養学

血を補い肝のはたらきを助けるいか、不安や緊張をやわらげ、
繊維質が豊富で芳香成分のあるセロリ、不老長寿の黒ごまを組み合わせて、
イライラを解消し、食欲を増進させます。

いか

高たんぱく質、低脂質食品
です。血中コレステロール
や中性脂肪の低下、肝臓の
はたらきを活発にするタウ
リンを多く含みます。

◆ 材料（2人分）

いか（アオリイカ）	60 g
セロリ	40 g
菊花	10 g
塩	適量

［黒ごまだれ］

黒ごま	3 g
酢	12 ml
ごま油	10 ml
きび砂糖	5 g
塩	少々

◆ 作り方

1. いかを短冊に切り、塩の入った湯で10秒ほどゆでて氷水で冷やす。

2. セロリは皮をむいて薄く短冊切りにし、流水で軽く洗い塩をする。

3. いかとセロリの水分をキッチンペーパーでとる。

4. すり鉢に黒ごまだれの材料を入れ、黒ごまをつぶすイメージでする。

5. ボウルにいかとセロリを入れ、4の黒ごまだれで和え、器に盛る。

6. 最後に菊花を飾って仕上げる。

◇ 調理のPOINT

いかは硬くならないように
さっとゆでる。

栄養素量

エネルギー	87 kcal
たんぱく質	4.5 g
脂質	5.3 g
炭水化物	2.9 g
食物繊維	0.6 g
食塩相当量	0.5 g

あさりの味噌汁

疲労回復、精神安定、ほてりを鎮めるはたらきのあるあさりを、
懐かしさや安心感を覚える味噌汁にすることでより精神を安定させます。

◆ 材料（2人分）

あさり（殻付き）	100 g
やまいも	20 g
あさつき	10 g
合わせみそ	18 g
水	360 ml
昆布	7 g

◆ 作り方

1. あさりを洗う。やまいもは短冊切りにする。

2. 鍋に昆布を入れ、水に30分浸けておく。

3. 2の鍋から昆布をとり出し、あさりとやまいもを入れ、
沸騰させてアクをとる。

4. みそを溶かし味見をする。

5. 器に盛り、あさつきを散らす。

◇ 調理のPOINT

沸騰させず、火を消してから
みそを加える。

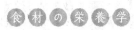

食材の栄養学

あさり

血液細胞を健康に保つ、ビ
タミンB_{12}を多く含み、鉄
や味覚に関係する亜鉛も含
まれています。

栄養素量

エネルギー	38 kcal
たんぱく質	2.3 g
脂質	0.6 g
炭水化物	2.5 g
食物繊維	0.9 g
食塩相当量	1.8 g

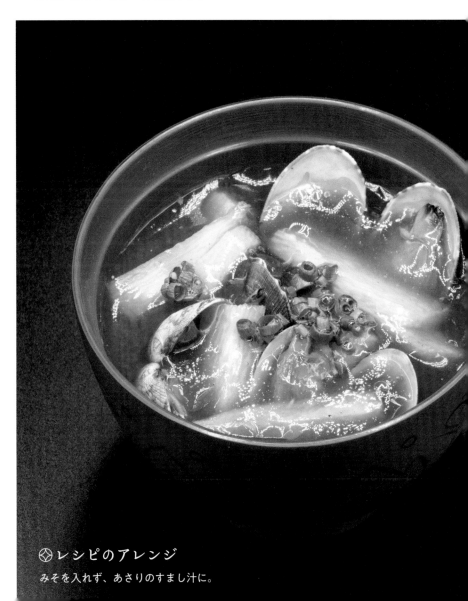

◇ レシピのアレンジ

みそを入れず、あさりのすまし汁に。

たけのこご飯

漢字に旬が入ったまさに春の代表
食材である筍を加えた、春の到来
を感じさせるご飯。たけのこは痰
をとり除き、むくみを改善します。

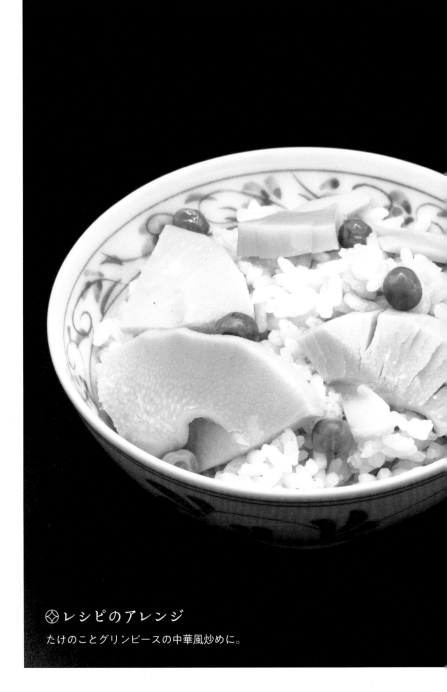

◇ 材料（2人分）

精白米	160 g
たけのこ（ゆで）	50 g
淡口しょうゆ	6 ml
酒	2 ml
グリーンピース（ゆで）	10 g
水	200 ml

◇ 作り方

1. 米を研ぎ、ざるで水気をきる。

2. たけのこを薄切りにする。

3. 炊飯器に米、しょうゆと酒を入れて
軽く混ぜ、たけのこをのせ、水を入れて
炊飯する。

4. 炊きあがったら全体を混ぜて器に盛
り、グリーンピースを散らす。

◈ 調理のPOINT
たけのこの硬い部分は別に煮
て入れるとよい。

◈ レシピのアレンジ
たけのことグリンピースの中華風炒めに。

食材の栄養学

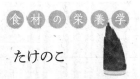

たけのこ

カリウムや食物繊維が多く
含まれます。表面の白い粉
チロシンは感情や精神機能
の調節に関係します。

栄養素量

エネルギー	303 kcal
たんぱく質	5.0 g
脂質	0.7 g
炭水化物	72.2 g
食物繊維	1.4 g
食塩相当量	0.6 g

新じゃがいものオーブン焼き
〜なつめソース

脾、胃のはたらきを改善し、ビタミンCがたくさん含まれる新じゃがいもを滋養強壮食材であるなつめとともにいただくと、なつめの甘さでおいしさがUPします。

◆ 材料（2人分）

新じゃがいも ── 200g
なつめ（乾）── 4個
きび砂糖 ──── 5g

◆ 作り方

1. 新じゃがいもはよく洗い、皮ごとアルミホイルに包んで250℃のオーブンで15分蒸し焼きにする。

2. なつめは水で一晩戻しておき、きび砂糖を加えて30分以上ゆでる。

3. なつめは粗熱をとってから種をとり除き、ミキサーに1分かける。

4. 蒸し焼きにしたじゃがいもを器に盛り、なつめソースをかける。

⬡ 調理のPOINT

新じゃがいもの蒸し焼きは粗熱がとれるまでアルミホイルに包んでおく。

食材の栄養学

じゃがいも
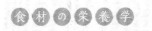

主な成分はでんぷんで、ナトリウムの排出作用があるカリウムやビタミンCを豊富に含んでいます。

薬膳の豆知識

なつめ
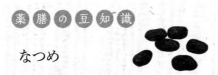

漢方では「大棗（たいそう）」と呼ばれ、「年をとっても棗（なつめ）を3個食べれば老けない」といわれるほど滋養強壮のある食品です。

栄養素量

エネルギー	75 kcal
たんぱく質	1.6 g
脂質	0.1 g
炭水化物	18.1 g
食物繊維	10.4 g
食塩相当量	0 g

⬡ レシピのアレンジ

新じゃがいもの源平揚げに（じゃがいもに黒ごま、白ごまをつけて揚げる）。

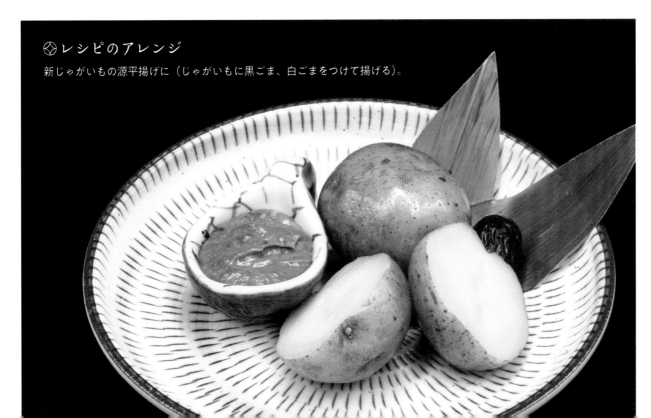

ちらし寿司

春の邪をとり除く節句の食事であるちらし寿司。春ののぼせ、めまいを起こす
肝の疲れを癒やすには酸味の食材であるすし酢（三杯酢）をとるのがおすすめです。

◇ 材料（2人分）

精白米	160g

[合わせ酢]

酢	大さじ2弱
きび砂糖	大さじ2
塩	小さじ1/2

さやえんどう	10g
錦糸卵　卵	1個
かんぴょう（乾）	5g
干ししいたけ	2枚
しょうゆ	小さじ1
きび砂糖	大さじ1
だし汁	200ml
れんこん	40g
酢	小さじ1
だし汁	200ml
きび砂糖	小さじ2
でんぶ	10g
そら豆（ゆで）	10個
のり	1/4枚

◇ 作り方

1. 米は少し硬めに炊く。
2. 炊きあがりのごはんに、合わせ酢をしゃもじで切るように混ぜる。
3. さやえんどうは、すじをとって、沸騰した湯で1〜2分ゆで、水にさらし、斜め切りにする。
4. 卵は割りほぐしてよく混ぜ、フライパンでうすく焼く。半分に切ってからスライスして錦糸卵にする。
5. かんぴょうと干ししいたけを水で戻す。
6. 小鍋にだし汁ときび砂糖、戻したかんぴょうと干ししいたけを入れてやわらかくなるまで煮る。
7. 6にしょうゆを加えてさらに煮る。かんぴょうは2cm幅程度に切りそろえる。干ししいたけを薄切りにする。
8. れんこんは皮をむいて薄くスライスして半月に切り、酢水にさらす。
9. 小鍋にだし汁ときび砂糖、れんこんを入れて煮込む。
10. かんぴょうと干ししいたけ、れんこんを2に混ぜ込み、器に盛る。
11. さやえんどうと錦糸卵、でんぶ、皮をむいたそら豆、のりを10のすし飯の上に飾る。

⊕ 調理のPOINT

ごはんが熱いうちにすし酢を加え、風を当てながら冷ます。

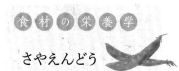

食材の栄養学

さやえんどう

ビタミンA、カルシウム、食物繊維、たんぱく質をバランスよく含みます。

干ししいたけ

カルシウム吸収促進に役立つビタミンDを多く含みます。

薬膳の豆知識

黒酢　黒酢

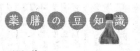

中国では酢は黒酢をさします。血の流れをよくし、血行不良による冷え、のぼせに有効です。

栄養素量

エネルギー	411 kcal
たんぱく質	9.3 g
脂質	3.0 g
炭水化物	87.5 g
食物繊維	2.7 g
食塩相当量	2.3 g

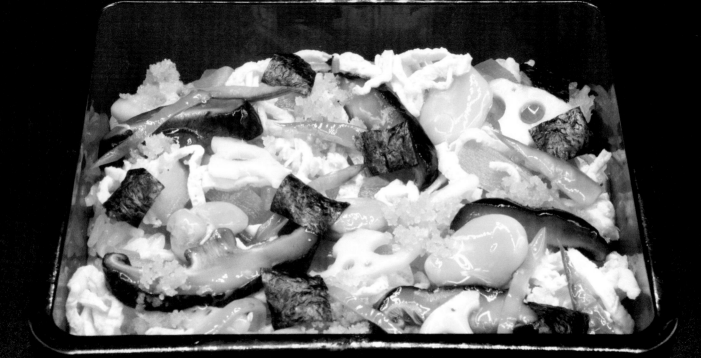

鶏肉・黒きくらげ・しめじのソテー春菊添え
〜酒かすソース

血と気を補う鶏肉、血に栄養を与える黒きくらげ、
胃腸を整えストレスをやわらげる春菊、
さらに発酵食品の酒かすソースで春のイライラを緩和します。

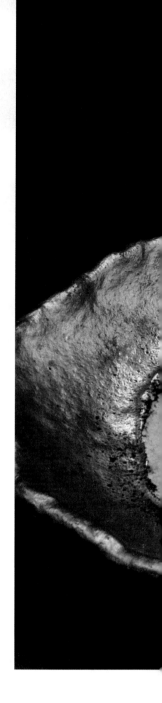

◇ 材料（2人分）

鶏肉（もも）	120g
塩・こしょう	少々
黒きくらげ	2g
しめじ	50g
春菊	60g
クコの実	6粒
オリーブ油	小さじ2

[酒かすソース]

酒かす	20g
白みそ	10g
だし汁	50ml

◇ 作り方

1. 鶏肉は、軽く塩・こしょうをする。

2. しめじを小房に分ける。

3. 黒きくらげをたっぷりの水で戻し、細切りにする。

4. 春菊は5cm長さに切りそろえる。

5. 小鍋で酒かすと白みそをだし汁で溶きながら温め、酒かすソースをつくる。

6. フライパンにオリーブ油をひき、鶏肉を炒める。両面に軽く焦げ色がついたらとり出し、食べやすい大きさに切る。

7. フライパンにオリーブ油をひいて、しめじ、黒きくらげ、春菊の順に炒める。最後に軽く塩・こしょうをする。

8. 器に**6**と**7**を盛り、**5**の酒かすソースをかける。

◈調理のPOINT

酒かすソースは弱火でじっくり、
沸騰させないようにだし汁で溶く。

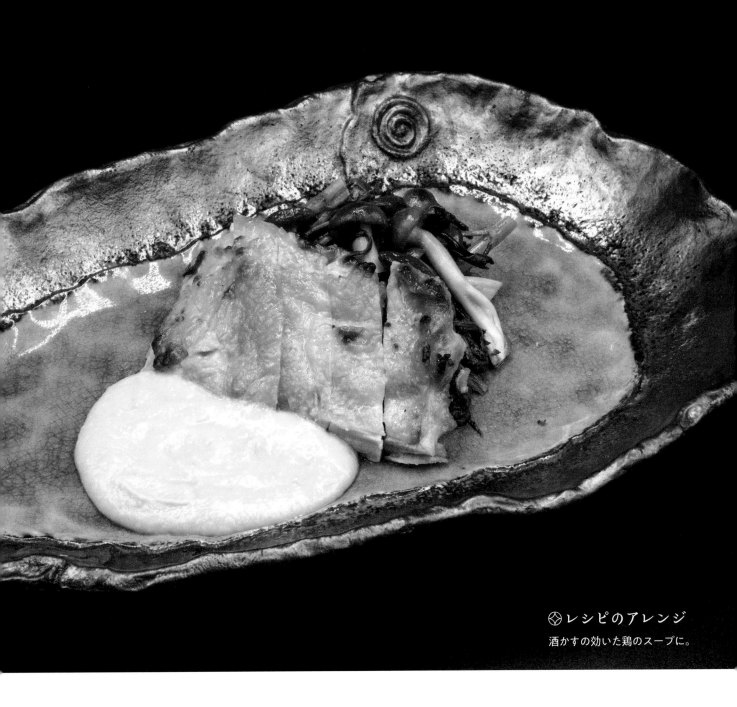

⬡ レシピのアレンジ
酒かすの効いた鶏のスープに。

 食 材 の 栄 養 学

鶏肉

良質なたんぱく質源で、粘膜の健
康維持に必要なビタミンAを多く
含みます。肉類のなかで脂肪酸比
率が理想的です。

 薬 膳 の 豆 知 識

黒きくらげ

血液をサラサラにし、貧血、更年
期障害などに有効です。ゼラチン
質は粘膜のはたらきを高め、胃腸
を丈夫にします。

栄養素量

エネルギー	200 kcal
たんぱく質	12.6 g
脂質	13.0 g
炭水化物	0.4 g
食物繊維	2.1 g
食塩相当量	0.7 g

菜の花と小えびのごま和え

肝機能や免疫力に効果のある春の食材である菜の花と、
からだを温め元気をつけるえびを黒ごまと白ごまで和えます。

◆ 材料（2人分）

菜の花	80g
小えび	40g
黒ごま	1g
白ごま	1g
しょうゆ	小さじ2
練りわさび	2g

◆ 作り方

1. 菜の花を沸騰した湯で1分ほどゆでて水にさらす。冷めたら、水気を軽く搾って5cm長さに切りそろえる。小えびは沸騰した湯でゆでる。

2. フライパンに、黒ごまと白ごまを入れて乾煎りする。

3. ボウルにしょうゆと練りわさびを入れてよく混ぜ、菜の花と小えび、ごまを加えてよく混ぜ、器に盛る。

◇ 調理のPOINT

菜の花はゆですぎず、水分をきちんととる。

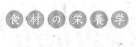

食材の栄養学

菜の花

鉄やカルシウムを多く含み、鉄分吸収に必要なビタミンCも含みます。

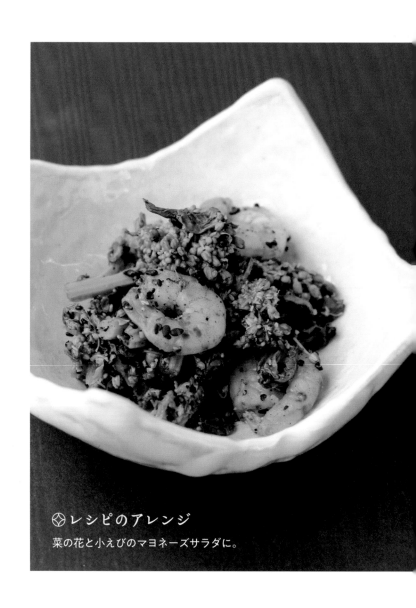

◇ レシピのアレンジ

菜の花と小えびのマヨネーズサラダに。

栄養素量

エネルギー	42 kcal
たんぱく質	4.4g
脂質	0.9g
炭水化物	0.1g
食物繊維	1.8g
食塩相当量	1.1g

春の三色ゼリー
〜いちご・豆乳・よもぎ

旬のよもぎといちごを用いた3月3日ひな祭りの菱餅風薬膳デザート。からだを温め血のめぐりに効果のあるよもぎと、喉を潤し、からだの余分な熱をとってくれるいちごはからだのバランスを整えます。

◇ レシピのアレンジ

よもぎ豆乳プリン（豆乳プリン）のいちご添えに。

◇ 材料（2人分）

豆乳	240 ml
粉ゼラチン	5 g
きび砂糖	12 g
よもぎ粉	2 g
いちご	6個
水	100 ml

◇ 作り方

1. 粉ゼラチンを水にふやかす。

2. 豆乳1/3量にいちごを加えてミキサーにかける。

3. 2を火にかけ、沸騰直前で火を止め、きび砂糖1/3量を入れ、80℃以下になったら1を1/3量混ぜ、器に入れて冷やす。

4. 3と同じように、豆乳1/3量にきび砂糖と1を各1/3量混ぜ、粗熱がとれたら3の上に入れて冷やす。

5. 3と同じように、豆乳1/3量によもぎ粉を混ぜ、きび砂糖と1を各1/3量混ぜ、粗熱がとれたら4の上に入れて冷やす。

6. 固まったら型から抜いて器に盛る。

◇ 調理のPOINT

三層のゼリーをつくるとき、ゼリーが固まった後、温かいゼリーを流して層にする。よもぎの代わりにほうれんそうでも可。

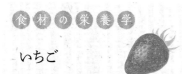

食材の栄養学

いちご

ビタミンCを豊富に含んでいます。赤い色素成分は抗酸化作用のあるアントシアニンです。

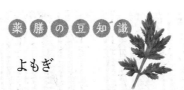

薬膳の豆知識

よもぎ

よもぎの香りは気血の流れをよくし、からだを温め、胃腸のはたらきを改善します。

栄養素量

エネルギー	92 kcal
たんぱく質	6.6 g
脂質	3.3 g
炭水化物	8.6 g
食物繊維	1.5 g
食塩相当量	0 g

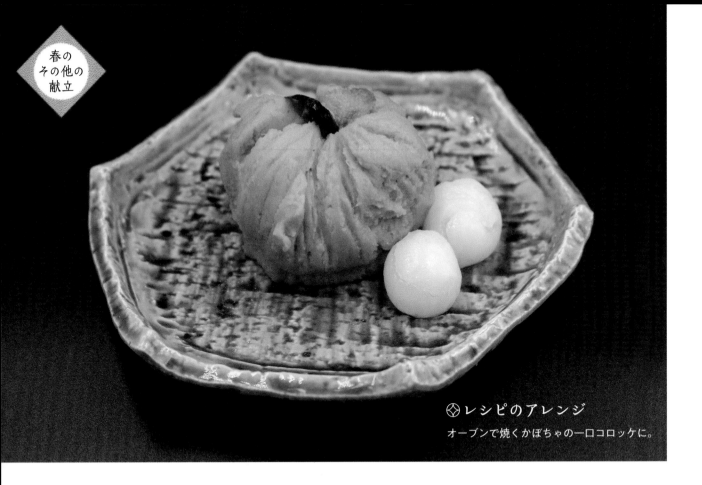

⊗ レシピのアレンジ
オーブンで焼くかぼちゃの一口コロッケに。

竜眼の実入りかぼちゃの茶巾

肌寒い初春にはかぼちゃのパワーでからだを温め、
胃と脾を整えましょう。便秘にも効果があります。

◇ 材料（2人分）

かぼちゃ	200g
竜眼	4個
だし汁	500ml
ミント	適量

◇ 作り方

1. かぼちゃは皮をむき、だし汁でゆで、やわらかくなったら鍋の水分をとばす。

2. 竜眼は殻をむいて果肉をとり出し、半分を軽く刻み1に混ぜてマッシュする。

3. さらしなどで茶巾絞りにして器に盛る。

4. 残りの竜眼とミントを添える。

⊗ 調理のPOINT

かぼちゃは大きく切ったものを蒸し、熱いうちに竜眼を加えてマッシュする。竜眼の代わりになつめや干しぶどうでも可。

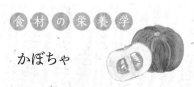

かぼちゃ

抗酸化作用のあるβ-カロテンやビタミンEが豊富です。β-カロテンは実より皮の部分に多く含まれます。

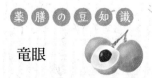

竜眼

竜眼の果肉は心を落ち着かせる作用があるのでストレスの多い春に最適です。

栄養素量

エネルギー	101 kcal
たんぱく質	1.9 g
脂質	0.2 g
炭水化物	21.5 g
食物繊維	3.8 g
食塩相当量	0.3 g

アスパラガススープ

甘味と苦味のあるアスパラガス。甘味で滋養を補い、苦味で新陳代謝を高めます。
潤す作用もあるので春の肌ケアにも最適ですが、からだを冷やすので温かいスープがおすすめです。

◇ 材料（2人分）

アスパラガス	8本
たまねぎ	60g
コンソメスープの素	1g
クコの実	6粒
塩・こしょう	少々
水	300ml

食 材 の 栄 養 学

アスパラガス

エネルギー産生に必要なミネラルをとり込むために必要なアスパラギン酸を含み、疲労回復に効果があります。

栄養素量

エネルギー	23 kcal
たんぱく質	1.0 g
脂質	0.1 g
炭水化物	2.9 g
食物繊維	1.2 g
食塩相当量	0.5 g

◇ 作り方

1. アスパラガスは食べやすい大きさに切りそろえる。

2. たまねぎは薄くスライスする。

3. 鍋に分量の水を入れ、沸騰したらたまねぎとコンソメスープの素を入れて煮込む。

4. たまねぎがやわらかくなったら、クコの実とアスパラガスの茎を先に入れて煮込む。

5. 最後にアスパラガスの穂先を加え、やわらかくなるまでゆで、塩・こしょうで調味し、器に盛る。

⬡ 調理のPOINT

アスパラガスの筋はていねいにとる。

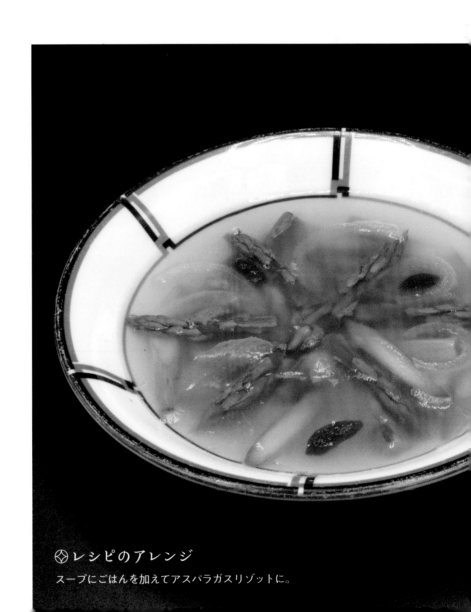

⬡ レシピのアレンジ

スープにごはんを加えてアスパラガスリゾットに。

菊花入りほうれん草ののり巻き

からだのめぐりを補うためストレスで滞りがちな気血の流れを整える菊花と、
胃腸を潤し、お通じを促すほうれんそうでからだの調子を整えます。

◇ 材料（2人分）

ほうれんそう	100g	**[コンソメゼリー]**	
焼きのり	1枚	コンソメスープの素	0.5g
菊花	10g	粉ゼラチン	2g
		水	100ml

◇ 作り方

1. ほうれんそうは沸騰した湯でゆで、水にさらして冷やし、搾る。

2. 巻きすの上に半分にした焼きのりを置き、その上に巻き寿司のようにほうれんそうを敷いて巻き、5〜6等分にする。

3. コンソメゼリーは、分量の水にコンソメスープの素を入れて沸騰させ、火を止めてから粉ゼラチンを加えてよく混ぜ、鍋底を冷やしてからバットに流し、固める。

4. 器に**2**を並べ、菊花を添え、コンソメゼリーをクラッシュして（フォークなどで細かく砕いて）添える。

◈ 調理のPOINT

菊花は生で使用する。

栄養素量

エネルギー	17 kcal
たんぱく質	2.1 g
脂質	0.1 g
炭水化物	0.2 g
食物繊維	1.9 g
食塩相当量	0.1 g

薬膳の豆知識

菊花

目のかすみ、乾燥などの目のトラブルに有効で、目の疲れには菊花とクコの実を入れたお茶がおすすめです。

食材の栄養学

のり

ビタミンB群を豊富に含み、さらにビタミンCも含むので、鉄を含むほうれんそうとの相性がよいです。

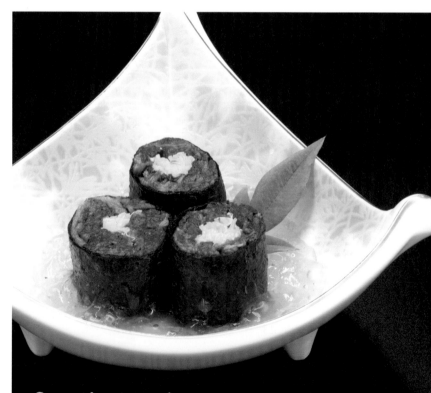

◈ レシピのアレンジ

菊花とほうれんそうのだし巻き卵に。

蓮の実入り雑穀ご飯

心を落ち着かせ胃腸を整えるはたらきがある蓮の実。春は活動的になるため、エネルギーを消耗しがちになります。疲れや心の不調を感じたら、蓮の実でからだを整えましょう。

◇ 材料（2人分）

精白米	140 g
雑穀米	15 g
蓮の実	20 g
水	190 ml

◇ 作り方

1. 蓮の実を190 mlの水に一晩浸け、戻し汁をとっておく。

2. 白米を研ぎ、ざるで水気をきる。

3. 炊飯器に白米と雑穀米を入れて混ぜ、蓮の実の戻し汁を入れて30分以上置き、炊飯する。

4. 炊きあがったら全体を混ぜて器に盛る。

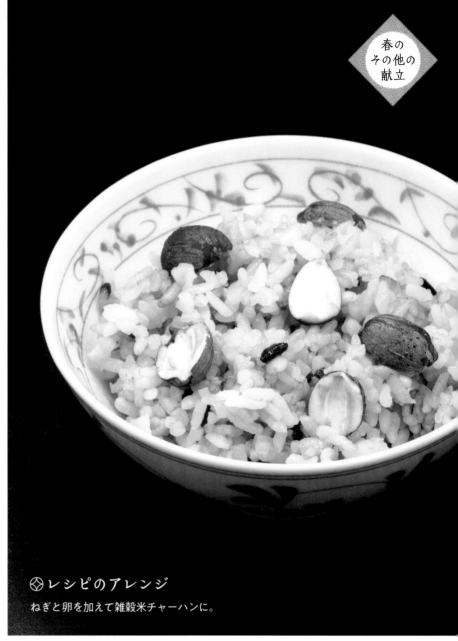

◈レシピのアレンジ
ねぎと卵を加えて雑穀米チャーハンに。

◈調理のPOINT
蓮の実は一晩水に浸けてやわらかくする。戻し汁を加えてごはんを炊く。

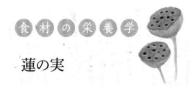

食 材 の 栄 養 学

蓮の実

ナトリウムを排出するカリウムや糖質のエネルギー利用に必要なビタミンB$_1$を多く含んでいます。

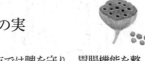

薬 膳 の 豆 知 識

蓮の実

漢方では脾を守り、胃腸機能を整える薬として用いられています。心を落ち着かせる作用もあります。

栄養素量

エネルギー	298 kcal
たんぱく質	6.1 g
脂質	0.9 g
炭水化物	68.8 g
食物繊維	1.8 g
食塩相当量	0 g

春は気が上がり、イライラしてストレスをためがちです。
ジャスミンやバラの香りで気のめぐりを整え、心を落ち着かせましょう。

ジャスミン茶

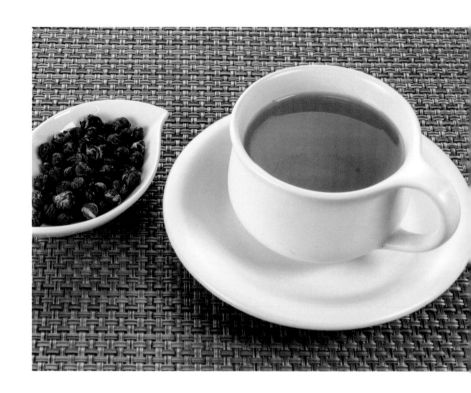

◇ 材料（2人分）

ジャスミン茶（茶葉）—— 小さじ2
湯 ——————— 400ml

◇ 作り方

1. 急須を温め、茶葉を入れる。
2. 急須に熱湯を入れ、蓋をして30秒〜
   1分浸出させる。
3. 温めたカップに注ぐ。

ほうじ茶＋バラ

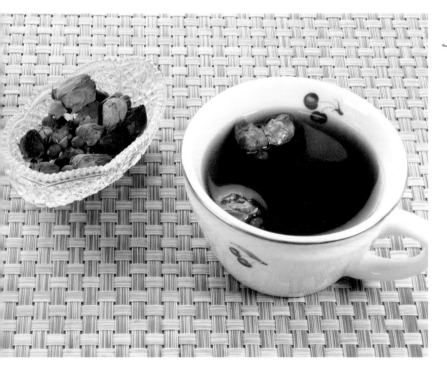

◇ 材料（2人分）

ほうじ茶（茶葉） —— 小さじ2
バラ（乾燥）————— 3g
湯 ——————— 400ml

◇ 作り方

1. 急須に茶葉を入れる。
2. 急須に熱湯を入れ、蓋をして30秒くら
   い浸出させる。
3. 温めたカップに注ぎ、バラを浮かせる。

春の養生は二段階で

　春は二十四節気では立春（りっしゅん）の２月初旬から穀雨（こくう）の４月下旬までになります。初春である２月の立春から春分（３月下旬）まではまだまだ寒い日が続きます。春分を過ぎ、三寒四温とともに気温が上昇し、暖かな晩春を迎えると寒さもやわらぎ過ごしやすい日が訪れます。食養生は初春と晩春で段階的に行いましょう。

　初春は、まだまだ気温が低いので、温熱性の食材を中心に「辛味の食材（ねぎ、しょうが、たまねぎ、にら）」でからだの循環を保ちましょう。春の主な味は「酸味」ですが、からだを縮こませるはたらきがあるので、気温が落ち着いてから少しずつ増やしていきましょう。「酸味」の食材は、みかん・レモン・オレンジなどの柑橘類、キウイフルーツ・さんざし・アボカド・うめ・いちご・オリーブなどが挙げられます。古来より「梅はその日の難のがれ」といわれるように、病気予防や健康増進に欠かせない食材です。中国から奈良時代に伝えられたといわれており、栽培は日本の気候に合っていたため、全国的に栽培されています。うめの主成分であるクエン酸は細胞のはたらきを高め、疲労を回復させます。また、殺菌作用があるので、梅干しなど保存食として親しまれてきました。陽光が心地よい晩春は「苦味」で新陳代謝を高め、活動的な春に備えましょう。ただし「苦味の食材（ふきのとう、よもぎ、わさび）」にはからだを冷やす作用があるので、とりすぎには注意しましょう。

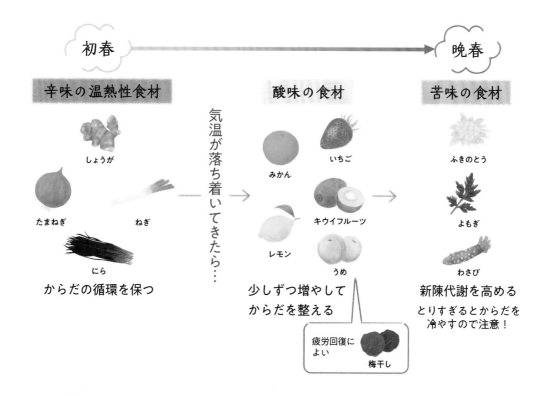

初春　→　晩春

辛味の温熱性食材

しょうが
たまねぎ　ねぎ
にら

からだの循環を保つ

気温が落ち着いてきたら…

酸味の食材

みかん　いちご
レモン　キウイフルーツ
うめ

少しずつ増やして
からだを整える

疲労回復に
よい
梅干し

苦味の食材

ふきのとう
よもぎ
わさび

新陳代謝を高める
とりすぎるとからだを
冷やすので注意！

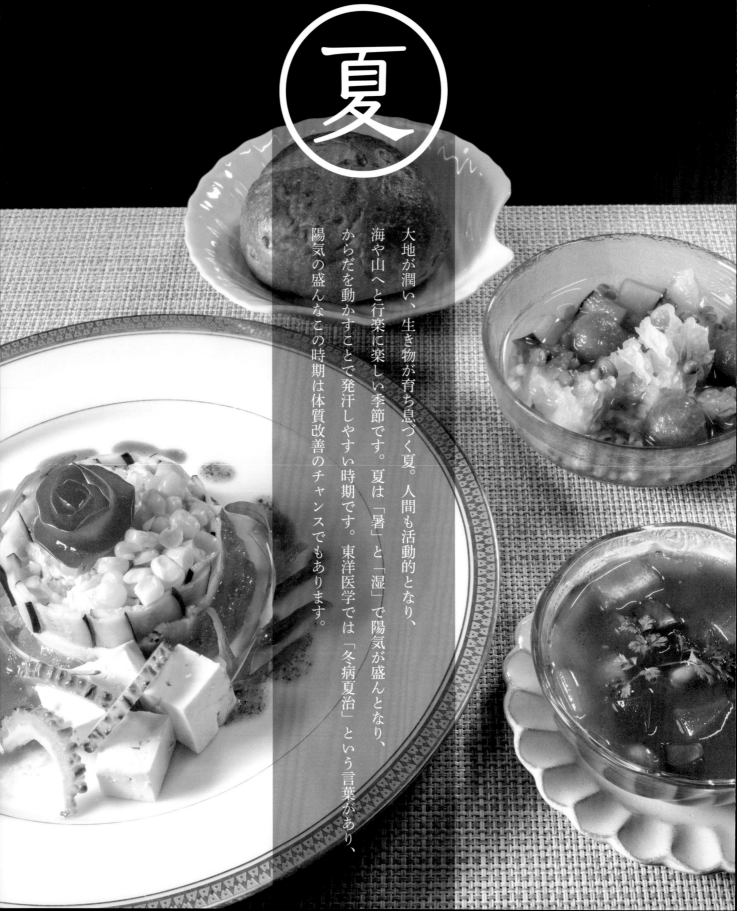

夏

大地が潤い、生き物が育ち息づく夏。人間も活動的となり、海や山へと行楽に楽しい季節です。夏は「暑」と「湿」で陽気が盛んとなり、からだを動かすことで発汗しやすい時期です。東洋医学では「冬病夏治」という言葉があり、陽気の盛んなこの時期は体質改善のチャンスでもあります。

夏の養生

夏の特徴である「暑」と「湿」は、からだに熱がこもりやすい性質があります。「暑」の暑い夏は汗をきちんとかくのが自然です。汗にはからだにこもった熱を発散させ、体温上昇を防いだり新陳代謝を高めます。新陳代謝を高める「苦味」はもとより、上手に汗をかくくらしや発汗を促す「辛味」を意識した生活を心がけたいものです。さらに汗のかきすぎを調節する「酸味」もポイントとなります。「湿」は胃腸を崩す原因となります。からだの水のめぐりを高める食材も意識するとよいでしょう。また暑さと付き合いながら冷えないからだづくりが大切です。冷房や冷たい物の飲みすぎは体調不良の原因にもなりますから、からだの冷やしすぎには注意しましょう。

夏の
おすすめ
和膳

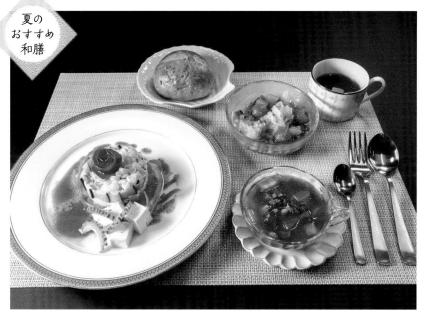

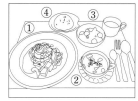

① 蒸し鶏と豆腐のサラダ
　〜黒酢ジュレ添え

② 夏野菜の
　冷製ミネストローネ

③ 緑豆・白きくらげ・すいかの
　はちみつぜんざい

④ 雑穀パン

献立づくりのポイント

夏のレシピには、水分を多く含み、ビタミン・ミネラルが豊富な食材を用いるとよいでしょう。暑さをのりきる体力維持のためには、糖質や脂質を効率よくエネルギーに変えてくれる栄養素が必要です。紹介するレシピでは、旬の野菜（きゅうり、トマト、冬瓜など）でたっぷりの水分とビタミン・ミネラルをとり、体力をつけるために良質なたんぱく質とビタミンB$_1$やナイアシン（ビタミン群）が多く含まれる豚肉を利用しましょう。食物繊維が豊富なとうもろこし、わかめ、きくらげを加えることにより、理想的な栄養バランスになります。

蒸し鶏と豆腐のサラダ 〜黒酢ジュレ添え

蒸し暑い日本の夏におすすめの一品です。からだにこもった熱をとり除き、からだを潤す豆腐。
鶏肉は気を補い、脾と胃のはたらきを助け、気力、体力を回復させます。
酢はからだを温めるはたらきがありますが、黒酢はからだを冷やします。

◇ 材料（2人分）

鶏肉（むね）————— 1枚	**[蒸し鶏用]**	**[トマトソース]**
木綿豆腐 ————— 150g	ねぎ（青い部分）——— 10cm	ダイスカットトマト（水煮缶）
きゅうり ————— 1/2本	しょうが（スライス）— 4枚	————————— 100g
とうもろこし ——— 20g	塩 ————————— 少々	にんにく ————— 2g
ゴーヤ ————— 1/8本	酒 —————— 小さじ1	たまねぎ ————— 30g
ミニトマト（飾り用）— 2個	**[黒酢ジュレ]**	ケチャップ ———— 10g
ルッコラ（飾り用）— 4本	黒酢 —————— 30ml	塩・こしょう ——— 少々
バジルソース（p.70参照）	きび砂糖 ————— 13g	香草（オレガノ、バジルなど）
————————— 10g	粉ゼラチン ——— 0.5g	————————— 1g
	水（ゼラチン用）—— 5ml	オリーブ油 —— 小さじ1/2

◇ 作り方

1. むね肉にフォークなどで数か所穴をあけ、全体に軽く塩をふり、耐熱容器に皮目を上にして酒をふる。ねぎの青い部分とスライスしたしょうがをのせてラップをかけ、数か所穴をあける。

2. 1の肉を蒸し器に入れ、蓋をして火にかけ、沸騰したら弱火にして8分くらい蒸したら火を止め、蓋をしたまま10分放置する。蓋を開け、容器ごと冷やす。

3. 繊維に沿ってほぐした肉をビニール袋に入れ、空気が入るようにもみ、黒酢ジュレを少し絡める。

4. 木綿豆腐の水気をよくきる。とうもろこしは蒸して粒をとる。ゴーヤは縦半分に切って薄切りにしてゆでる。

5. 豆腐の高さを1.5cmにして丸いセルクルで型を抜き、器に盛る。

6. セルクルの内側にきゅうりのスライスを縦に並べ、その内側に3の肉を敷き詰め、5の豆腐が崩れないようにプレスし、とうもろこしをのせ、セルクルを外し、

まわりにクラッシュした黒酢ジュレを添える。

7. 6の中央にトマトローズを、横にダイスカットした豆腐、ゴーヤ、ルッコラを飾り、トマトソースとバジルソースを流す。

[黒酢ジュレ]

粉ゼラチンを水でふやかす。黒酢ときび砂糖を火にかけ、沸騰直前に火を止めてゼラチンを加えてよく混ぜ、冷やした器に流し入れて冷やす。

[トマトソース]

1. 鍋にオリーブ油、にんにくを入れ、香りを出し、みじん切りしたたまねぎを入れ、甘味が出るまで炒める。種を除いたトマト、香草を入れ、弱火で10分煮込む。

2. ケチャップ、塩、こしょうで味をととのえ、冷ましたら、ミキサーで撹拌してなめらかにする。

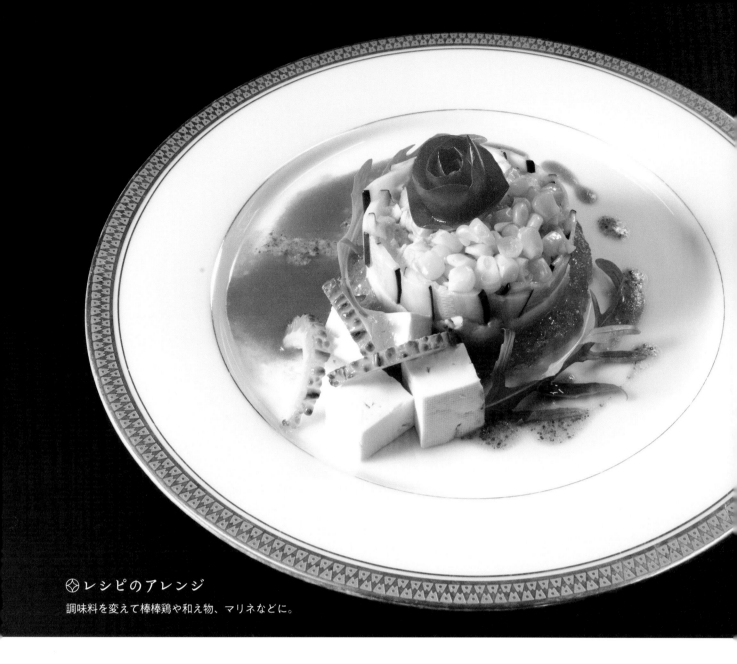

⬡ レシピのアレンジ
調味料を変えて棒棒鶏や和え物、マリネなどに。

⬡ 調理のPOINT
鶏肉を蒸すときは、蓋をして湯を沸騰させたままにしないよう弱火にしてじっくり蒸す。

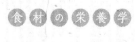 食材の栄養学

豆腐

大豆の栄養素を食べやすい形態で摂取できる食材です。大豆は良質なたんぱく質を含み、血行促進・抗酸化作用が期待されるビタミンEも含有しています。

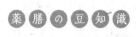 薬膳の豆知識

黒酢

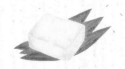

新陳代謝を助け、老化防止、疲労回復に有効です。

栄養素量	
エネルギー	315 kcal
たんぱく質	26.5 g
脂質	11.2 g
炭水化物	20.0 g
食物繊維	3.7 g
食塩相当量	0.8 g

夏野菜の
冷製ミネストローネ

熱をとり、ほてりやむくみ解消に効果がある夏野菜を使ったスープです。「因時制宜」の考えから、季節にあった食材を使うことはからだにやさしいメニューに欠かせません。

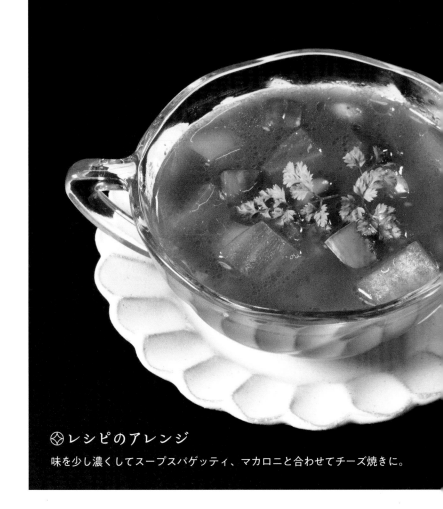

❖ 材料（2人分）

たまねぎ	60g
かぼちゃ	30g
冬瓜	25g
赤・黄パプリカ	各10g
ズッキーニ	30g
トマト（水煮缶）	150g
枝豆（ゆで）	10粒
竜眼（シロップ煮）	4個
にんにく（みじん切り）	1/2片
オリーブ油	小さじ2
コンソメスープの素	4g
水	200ml
ローリエ	1枚
塩・こしょう	少々
チャービル	適量

◈ レシピのアレンジ
味を少し濃くしてスープスパゲッティ、マカロニと合わせてチーズ焼きに。

❖ 作り方

1. 野菜を一口大に切る。鍋にオリーブ油とにんにくを入れ、火にかける。香りが出てきたらたまねぎ、かぼちゃ、冬瓜、ローリエを入れ、6分目くらいまで火を通す。

2. 1に赤・黄パプリカ、ズッキーニ、トマト、コンソメスープの素、水を入れ、混ぜながら沸騰させる。アクをとり、弱火にして10分くらい煮る。

3. 2に枝豆、竜眼を加えて塩・こしょうをして冷ます。

4. 器に盛り、チャービルを添える。

◈ 調理のPOINT
水を入れる前に具材を炒め、甘みと香りを出す。

食材の栄養学

パプリカ

からだを冷やす作用のあるカリウムを多く含みます。赤色素であるカプサンチンは抗酸化作用があり、赤パプリカの赤はこの色素です。

栄養素量

エネルギー	120 kcal
たんぱく質	2.3 g
脂質	5.1 g
炭水化物	13.5 g
食物繊維	3.2 g
食塩相当量	1.1 g

緑豆・白きくらげ・すいかのはちみつぜんざい

からだをなかから冷やし、潤してくれるデザートです。鍋に緑豆とたっぷりの水を入れ
弱火で1時間ほど煮るとおいしい緑豆のスープができます。蒸し暑い日におすすめです。

◆ 材料（2人分）

緑豆（乾）——	100g
白きくらげ ——	5g
かぼちゃ ——	40g
すいか ——	100g
はちみつ ——	50g
きび砂糖 ——	10g
水 ——	400ml
塩 ——	0.5g

◆ 作り方

1. 緑豆は軽く洗い、たっぷりの水で3時間以上浸して戻す。水をきり、鍋に入れて一度ゆでこぼす。

2. 白きくらげを水で戻す。かぼちゃはダイスカットにして洗い、水分をきる。すいかは好みの形に切る。

3. 別鍋に緑豆と水、かぼちゃを入れて火にかけ、緑豆がやわらかくなってきたら、はちみつときび砂糖を入れる。

4. 塩で味をととのえ、冷ます。

5. 器に盛り、白きくらげ、すいかを入れて仕上げる。

栄養素量

エネルギー	302 kcal
たんぱく質	10.9 g
脂質	0.6 g
炭水化物	50.2 g
食物繊維	9.9 g
食塩相当量	0.3 g

◈ 調理のPOINT

緑豆はアクが強いので一度沸騰させてゆでこぼす。

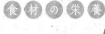

すいか

水分が多く、カリウムやβ-カロテンを含みます。赤い果肉には強い抗酸化作用があるリコピンが多く含まれています。

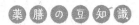

白きくらげ

からだを潤す補陰、肌を潤す効果があり、中国では「銀耳（ぎんじ）」と呼ばれ、不老長寿の薬とされています。

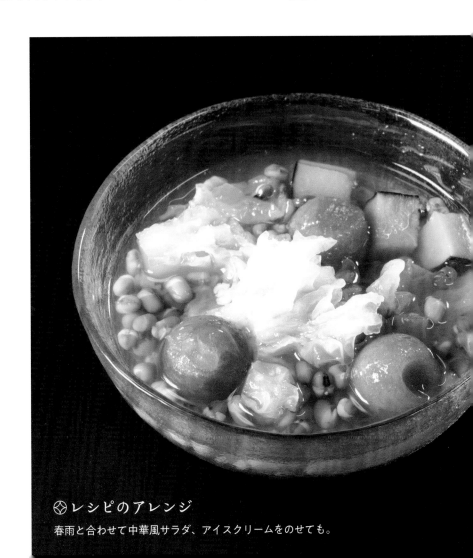

◈ レシピのアレンジ

春雨と合わせて中華風サラダ、アイスクリームをのせても。

雑穀パン

ビタミン各種、カルシウム、亜鉛、鉄分、ミネラル、食物繊維などが豊富な栄養価抜群のパンです。

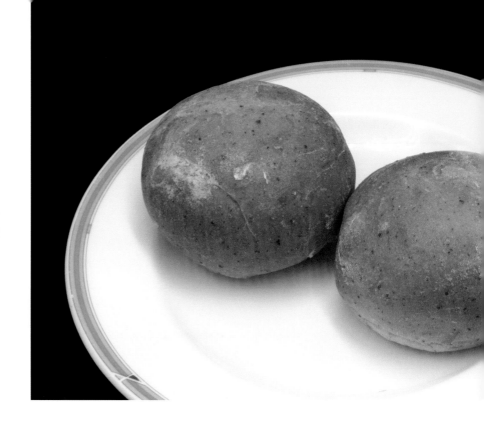

◇ 材料（2人分）

強力粉	80g
全粒粉	40g
きび砂糖	6.5g
塩	1.5g
雑穀米（炊飯したもの）	20g
ドライイースト	1.5g
ぬるま湯	72.5ml
バター（常温）	6.5g

◇ 作り方

1. ボウルに強力粉、全粒粉、きび砂糖、塩を入れて混ぜる。

2. 雑穀米を入れ、さらに混ぜて一塊にする。

3. ボウルの中央にくぼみをつくり、イーストを入れ、イーストがまんべんなく混ざるようにぬるま湯を少しずつ加えて指先で混ぜる。

4. 生地がまとまったらバターが均一になるように混ぜる。

5. 全体がまとまったら生地を台に叩きつけながらコシを出していく。

6. つやがよく、伸びのある生地になったら丸く形を整え、ボウルに入れて

ラップをかけ、温かいところに置いて1時間発酵させる（一次発酵）。

7. 再度生地をとり出しガス抜きをする。生地を成形し、ボウルに戻し、絞ったタオルをかけて20分ほど生地を休ませる。

8. 好みの形に成形し、また温かいところに置いて30分発酵させる（二次発酵）。

9. 200℃に熱したオーブンで約20分焼き、器に盛る。

◇ 調理のPOINT
雑穀は強力粉の3割程度なら入れてもよい。

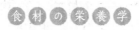

はと麦、押し麦、きび、あわなどの雑穀類

食物繊維が豊富で、ビタミンB群、カルシウムや鉄などのミネラルを含みます。

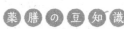

はと麦

水分の代謝を促進するので尿の出をよくし、むくみを解消します。

栄養素量

エネルギー	263 kcal
たんぱく質	7.5 g
脂質	3.6 g
炭水化物	50.6 g
食物繊維	4.3 g
食塩相当量	0.8 g

きゅうり・わかめ・白きくらげの酢の物

喉の渇きを癒してくれるきゅうりとわかめで余分な熱をとり、
不老長寿の食材である白きくらげで肌を潤します。酢を用いることで食欲不振の解消にも効果があります。

◇ 材料 (2人分)

きゅうり	80 g
わかめ (乾)	2 g
白きくらげ (乾)	6 g
クコの実	4粒
白ごま	2 g

[三杯酢]

酢	大さじ1
しょうゆ	6 ml
きび砂糖	大さじ1

※三杯酢に使用する酢を果実酢に
変えると味の変化が楽しめます。

◇ 作り方

1. きゅうりはうすく輪切りにして塩でもむ。水気が出たら軽く水洗いして搾る。

2. わかめと白きくらげ、クコの実を水で戻す。

3. 2のわかめと白きくらげを食べやすい大きさに切る。

4. ボウルに酢、しょうゆ、きび砂糖を入れてよく混ぜる。

5. 4にきゅうり、わかめ、白きくらげを入れて軽く混ぜる。

6. 器に盛り、白ごまとクコの実を飾る。

⊗ 調理のPOINT

きゅうり、わかめ、白きくらげの水分はしっかりとる。

食材の栄養学

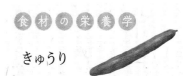

きゅうり

ほとんどが水分ですが、皮にβ-カロテンなどの栄養素が多く含まれています。

酢

殺菌や食欲増進作用があり、夏の料理に向いている発酵食品です。

薬膳の豆知識

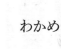

わかめ

気や血のめぐりをよくし、体内の余分な熱を出します。

栄養素量

エネルギー	43 kcal
たんぱく質	1.0 g
脂質	0.6 g
炭水化物	5.7 g
食物繊維	2.9 g
食塩相当量	0.7 g

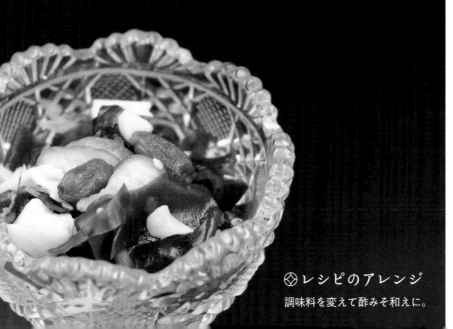

⊗ レシピのアレンジ

調味料を変えて酢みそ和えに。

なすとあさりの天ぷら、
あなごとしょうがのかき揚げ

なすでほてりをとってからだを冷やし、あさりでむくみをやわらげましょう。
冷房や冷たい飲み物で冷えたからだに最適な天ぷらです。しょうがはからだを温めます。

◇ 材料（2人分）

[なすとあさりの天ぷら]

なす	80g
あさり（水煮でも可）	20g
青ねぎ	10g

[あなごとしょうがのかき揚げ]

薄力粉	15g＋水10ml
あなご（三枚おろし）	60g
しょうが	15g
ししとう	2本
薄力粉	10g＋水10ml
揚げ油	800ml
抹茶塩	5g

（塩：抹茶＝1：1）

◇ 作り方

1. なすはヘタを切り落として2cmくらいの角切り、青ねぎは小口切りにする。あさりは殻から外す。

2. あなごは食べやすい長さに切り、しょうがは千切りにする。

3. ボウルに小麦粉と水を入れ（天ぷらとかき揚げは分量が異なるので注意）、衣をつくる。混ぜすぎないようにする。

4. 3の衣に1を入れ、170〜180℃の温度でゆっくり揚げる。

5. 3の衣に2を入れ、180℃の温度で揚げる。ししとうにも衣を少しつけ、さっと揚げる。

6. 揚げたてをそれぞれ器に盛り、抹茶塩でいただく。

⊗ 調理のPOINT

なすとあさりに粉をまぶしてから衣と合わせるとバラつきがなくなる。
あなごの臭みのもとのぬめりを包丁の峰でこそげ落とし、塩と酒で洗って水分をしっかりとる。
ししとうは1か所切り込みを入れる。

栄養素量

エネルギー	237 kcal
たんぱく質	6.5 g
脂質	17.2 g
炭水化物	11.2 g
食物繊維	2.1 g
食塩相当量	1.6 g

食 材 の 栄 養 学

なす（皮）

コレステロール低下などの効果が期待できるポリフェノールの一種ナスニンが含まれています。

あなご

たんぱく質、視覚や皮膚・粘膜の形成に関与するビタミンAを多く含む白身魚です。脂質も比較的多く含みます。

薬 膳 の 豆 知 識

あさり

余分な熱をとり、疲労回復に有効です。血を補い、精神を安定させるはたらきがあります。

しょうが

からだを温め、発汗を促します。血行も改善させる効果があります。

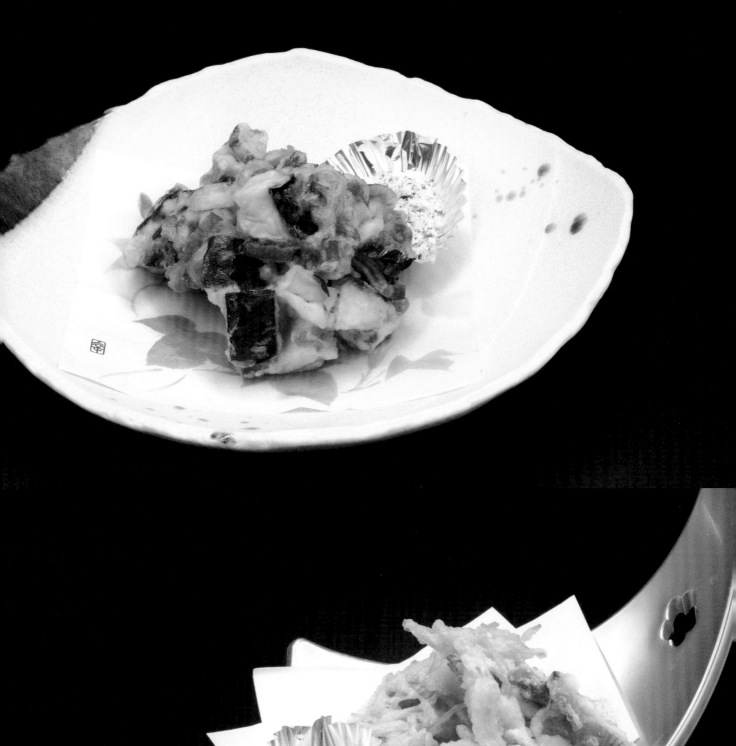

⬥ レシピのアレンジ

チヂミやお好み焼きの具として、天とじにして丼ぶりものに。

冬瓜となつめの味噌汁

冬瓜は利尿作用があり、むくみやほてりに有効です。
滋養強壮のなつめを加えることで夏バテを解消します。

◇ 材料（2人分）

なつめ（乾）—— 4個
冬瓜 —————— 60g
しいたけ（生）—— 10g
だし汁 ————— 300ml
甘みそ ————— 25g

◇ 作り方

1. なつめは鍋にたっぷりの水で30分以上ゆでて戻しておく。

※なつめは種類が多いので、よくゆでないと皮が固いものがあるので、味噌汁に使用する前に確認しておきましょう。

2. 冬瓜は皮をむき、食べやすい大きさに切りそろえ、ゆでこぼす。

3. 生しいたけは薄くスライスする。

4. 鍋にだし汁、生しいたけ、冬瓜、なつめを入れて煮込む。

5. 火が通ったら火を止めて、甘みそを溶いて器に盛る。

◇ 調理のPOINT

冬瓜は青臭さをとるため一度沸騰した湯に入れてゆでこぼす。火の入れすぎに注意。

食材の栄養学

夏野菜（冬瓜など）

水に溶け出す性質があるカリウムが含まれるものが多い夏野菜は汁ごと摂取する味噌汁がおすすめです。

薬膳の豆知識

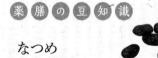

なつめ

薬膳では「大棗（たいそう）」と呼ばれ、気と血を補い、滋養強壮に有効です。

栄養素量

エネルギー	49 kcal
たんぱく質	1.8 g
脂質	0.5 g
炭水化物	4.2 g
食物繊維	2.0 g
食塩相当量	0.9 g

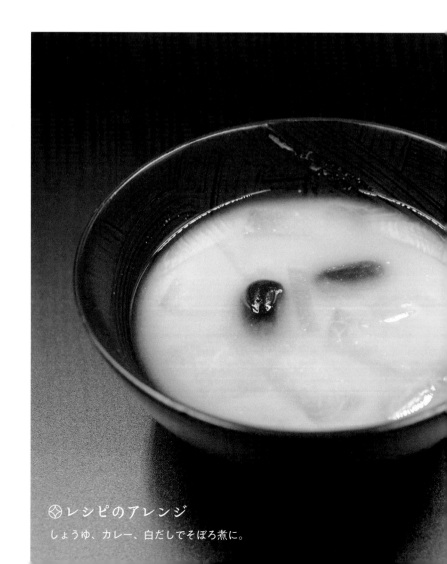

◇ レシピのアレンジ

しょうゆ、カレー、白だしでそぼろ煮に。

とうもろこしとひげご飯

むくみや便秘に効果のあるご飯です。とうもろこしの代わりに緑豆やはと麦で、ほてりやむくみを解消するご飯もおすすめです。

◇ 材料（2人分）

精白米	150 g
とうもろこし（粒）	40 g
とうもろこし（ひげ）	少々
水	180 ml

◇ 作り方

1. 米を研ぎ、分量の水に30分以上浸水する。

2. とうもろこしは粒とひげを落として**1**に加える。

3. **2**を炊飯器で炊く。

※とうもろこしの缶詰や水煮を用いる場合、汁もいっしょに炊きあげるとおいしいです。またバターを加えて炊きあげると、風味とコクが出て食欲を増進させます。

4. 炊きあがったら全体を混ぜて器に盛る。

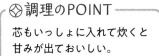
◈ 調理のPOINT
芯もいっしょに入れて炊くと甘みが出ておいしい。

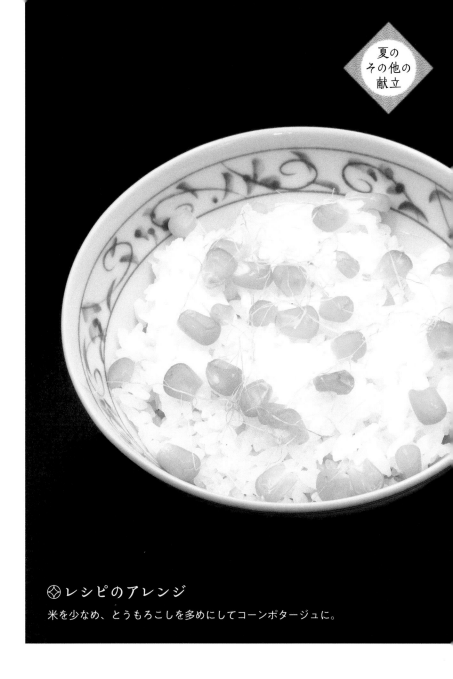

◈ レシピのアレンジ
米を少なめ、とうもろこしを多めにしてコーンポタージュに。

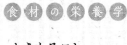
食 材 の 栄 養 学

とうもろこし

糖質を多く含むエネルギーの高い野菜です。エネルギー代謝に必要な補酵素であるビタミンB群や食物繊維も多く含まれています。

栄養素量

エネルギー	325 kcal
たんぱく質	5.5 g
脂質	1.5 g
炭水化物	76.6 g
食物繊維	2.2 g
食塩相当量	0 g

豚肉トマトソースかけ

気血を補い、疲労回復に効果がある豚肉と、からだを冷やし、喉の渇きを癒すトマトと、
消化を促進するさんざしの入ったソースで「元気いっぱい夏バテ予防薬膳」になります。

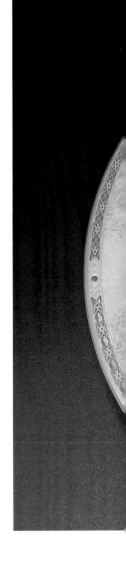

◇ 材料（2人分）

豚肉（もも薄切り）
——————— 130g（スライス4枚）

塩・こしょう ——————— 少々

オリーブ油 ——————— 小さじ2

[添え野菜]

クレソン ——————— 2〜3本

ミニトマト（赤・黄・緑）——— 各1個

パセリ ——————— 適量

[トマトソース]

トマト ——————— 40g

たまねぎ ——————— 30g

さんざし（乾）——————— 6g

きび砂糖 ——————— 3g

コンソメスープの素 ——————— 2g

水 ——————— 300ml

◇ 作り方

1. 豚肉に軽く塩・こしょうをふる。フライパンにオリーブ油をひき、肉に少し焦げめがつく程度に中火で焼く。

2. トマトは軽く刻んでおく。たまねぎは薄くスライスする。さんざしは水で戻しておく。

※さんざし（乾）は先に別ゆでして使うとやわらかく食べやすくなります。またトマトもホール缶を使うときれいなソースに仕上がります。

3. 鍋に **2** のトマト、たまねぎ、さんざしと分量の水を入れて火にかける（強火〜中火）。10分ほど煮込み、きび砂糖、コンソメスープの素を加えて弱火で煮込む。

4. 水気がある程度なくなったら、**1** の豚肉にかけ、クレソン、ミニトマト、パセリを添える。

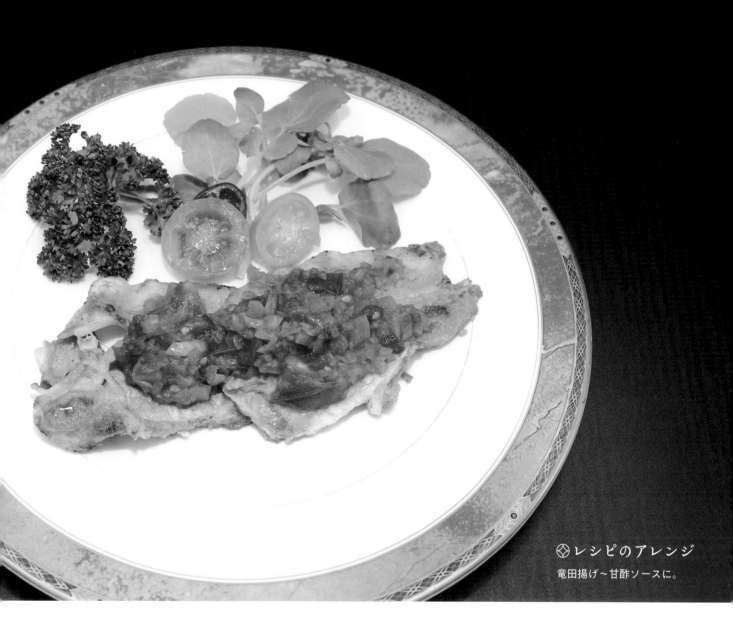

◇ レシピのアレンジ
竜田揚げ〜甘酢ソースに。

◇ 調理のPOINT
豚肉は中火でじっくり焼く。余熱と蓋を利用して
肉が硬くならないよう蒸し焼きする。

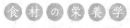 食 材 の 栄 養 学

豚肉

良質なたんぱく質源で、疲
労回復に役立つビタミンB$_1$
が豊富です。

トマト

トマトに含まれるリコピンには強い
抗酸化力があり、熱にも強く脂溶性
のため豚肉との相性もいいです。

栄養素量

エネルギー	193 kcal
たんぱく質	11.8 g
脂質	10.8 g
炭水化物	5.5 g
食物繊維	1.3 g
食塩相当量	0.7 g

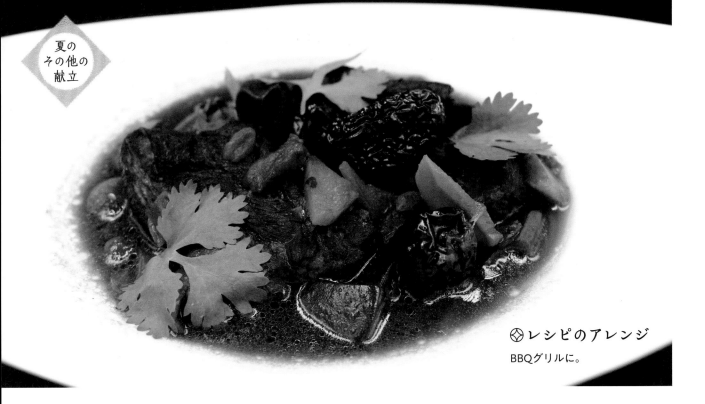

⊗ レシピのアレンジ

BBQグリルに。

豚肉となつめのスープ

疲労回復の効果がある豚肉、発汗を調節するしょうが、さんざし、パクチー、滋養作用のあるなつめを使用した夏バテ防止のスープです。陳皮、さんざし、パクチーは食欲増進の効果があります。

◇ 材料（2人分）

豚肉（スペアリブ）	2本
塩麹	大さじ2
なつめ	6個
さんざし（乾）	6g
陳皮（乾）	1g
しょうが	10g
ローリエ	3〜4枚
パクチー	少量
クコの実	10粒

栄養素量

エネルギー	451 kcal
たんぱく質	13.8 g
脂質	35.3 g
炭水化物	5.6 g
食物繊維	1.2 g
食塩相当量	2.8 g

◇ 作り方

1. スペアリブは塩麹でもんで、冷蔵庫で30分ほどおく。塩麹を軽く水で落とし、ゆでこぼす。しょうがを千切りにし、クコの実を水で戻す。

2. 鍋に水をたっぷり入れ、なつめ、さんざし、陳皮、しょうが、ローリエ、1のスペアリブを入れて3時間ほど水を足しながら煮込む。

3. 水気が少なくなったら器に盛り、パクチーとクコの実を添える。

⊗ 調理のPOINT

スペアリブは余分な脂を落としてやわらかくするため一度沸騰した湯に入れてゆでこぼす。煮込んでいるときはこまめにアクをとる。

食 材 の 栄 養 学

しょうが

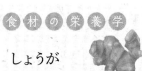

香りの成分であるジンギベレンは食欲増進や疲労回復の効果があり、辛味成分であるショウガオールは殺菌力があるので夏によい食材です。

薬 膳 の 豆 知 識

さんざし

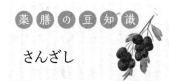

消化を促進し、血の流れをよくします。

緑豆と豆乳のゼリー

緑豆は夏に元気を補う食材として欠かせません。
特に皮にはからだの余分な熱をとるはたらきがあります。
またからだを潤す豆乳は汗をかいたからだに最適です。

◇ 材料 (2人分)

緑豆 (乾) ——————— 10g

豆乳 ——————— 300ml

粉ゼラチン ——————— 5g

きび砂糖 ——————— 10g

クコの実 ——————— 4〜6粒

◇ 作り方

1. 緑豆は軽く洗い、鍋に入れて一度ゆでこぼす。

2. 別鍋に緑豆と豆乳を入れて火にかけ、緑豆がやわらかくなってきたらきび砂糖を入れる。

3. 火を止め、粉ゼラチンを入れてよく混ぜる。

4. 器に入れ、粗熱がとれたら冷蔵庫で固める。

5. 固まったら型から抜いて器に盛り、クコの実を飾る。

◇ 調理のPOINT

緑豆はアクが強いので、一度ゆでこぼしてから豆乳でコトコト煮る。

食材の栄養学

緑豆

糖質やカリウムを多く含んでいる豆類です。緑豆と豆乳には免疫力向上が期待できるサポニンを含んでいます。

薬膳の豆知識

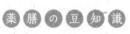

緑豆

からだの余分な熱をとり、夏バテ予防に有効です。

栄養素量

エネルギー	115 kcal
たんぱく質	8.6 g
脂質	4.2 g
炭水化物	9.1 g
食物繊維	2.1 g
食塩相当量	0 g

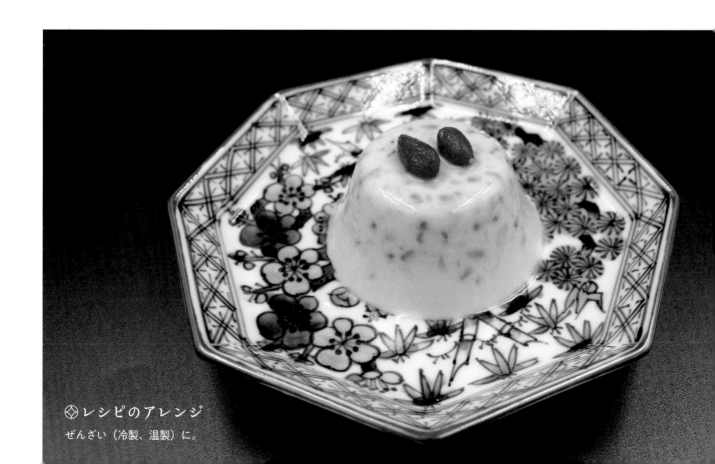

◇ レシピのアレンジ

ぜんざい (冷製、温製) に。

はと麦ご飯

はと麦は胃腸を助け、水のめぐりを高めることから、夏の食材としてはもちろんのこと、
肌あれやむくみにもおすすめです。

◇ 材料（2人分）

精白米	160 g
はと麦（小粒）	10 g
水	210 ml
青じそ	4 枚
白ごま	2 g

◇ 作り方

1. 白米を研ぎ、6時間以上浸水したはと麦と合わせ、30分以上浸水して炊く。

2. 青じそは千切りにする。

3. 炊きあがったごはんに青じそと白ごまを混ぜて器に盛る。

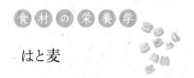

食 材 の 栄 養 学

はと麦

白米に比べてたんぱく質が約2倍
あり、他の雑穀と比べてもたんぱ
く質を多く含んでいます。

◈ 調理のPOINT

大きさがさまざまなはと麦は米と
炊く場合、大粒は1日、小粒は6
時間浸水しておく。

栄養素量

エネルギー	298 kcal
たんぱく質	5.1 g
脂質	1.2 g
炭水化物	66.5 g
食物繊維	0.6 g
食塩相当量	0 g

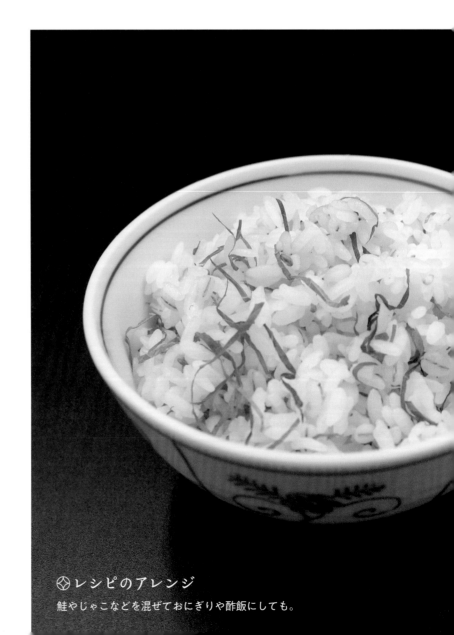

◈ レシピのアレンジ

鮭やじゃこなどを混ぜておにぎりや酢飯にしても。

ひじきとくるみの
豆腐サラダ

食欲を促し、からだを冷ますトマトは夏の代表的な食材です。そのトマトをひじきとともにとることで気や血の流れをよくします。

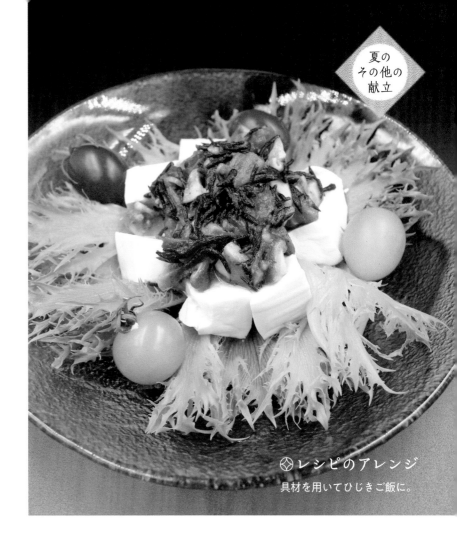

夏のその他の献立

⟡ レシピのアレンジ
具材を用いてひじきご飯に。

◇ 材料 (2人分)

にんじん	30g
塩	少々
ひじき (乾)	2g
くるみ	10g
木綿豆腐	200g
ミニトマト	4個
フリルレタス	40g
オリーブ油	大さじ1
果実酢	大さじ1
しょうゆ	小さじ1

◇ 作り方

1. にんじんを千切りにして塩で軽くもんでおく。

2. ひじきをぬるま湯で戻す。

3. くるみは食べやすい大きさに砕き、フライパンで乾煎りする。

4. 木綿豆腐は水切りし、食べやすい大きさに切る。

5. ボウルにオリーブ油、果実酢、しょうゆをよく混ぜ、にんじん、ひじき、くるみを混ぜる。

6. 器にフリルレタスを敷き、豆腐をのせて5をかけ、ミニトマトを飾る。

薬 膳 の 豆 知 識

ひじき

血を補い、気や血の流れをよくします。水分代謝も高めてむくみ解消にも有効です。

くるみ

くるみは脳を活性化させ、脳の老化を予防します。

⟡ 調理のPOINT

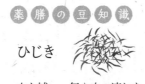

ひじきはぬるま湯(20℃)で戻す。

栄養素量

エネルギー	200 kcal
たんぱく質	8.2g
脂質	15.0g
炭水化物	4.7g
食物繊維	3.2g
食塩相当量	0.8g

暑い夏はからだに熱がこもりやすくなります。
体内の熱をとるはと麦や緑豆で水のめぐりを整え、からだを冷ましましょう。
むくみにもおすすめです。

はと麦茶

◇ 材料（2人分）

はと麦	5 g
湯	400 ml

◇ 作り方

1. 急須を温め、はと麦を入れる。
2. 急須に熱湯を入れ、蓋をして2分浸出させる。
3. 温めた湯呑みに注ぐ。

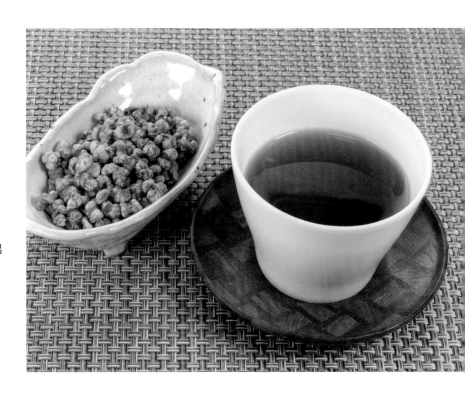

緑豆ドリンクスープ

◇ 材料（3人分）

緑豆	大さじ3
水	900 ml

◇ 作り方

1. 緑豆は一晩水につけておく。
2. 小鍋に水900mlを入れ、緑豆を入れ、緑豆がやわらかくなるまで煮る。
3. 適量を器に盛る。

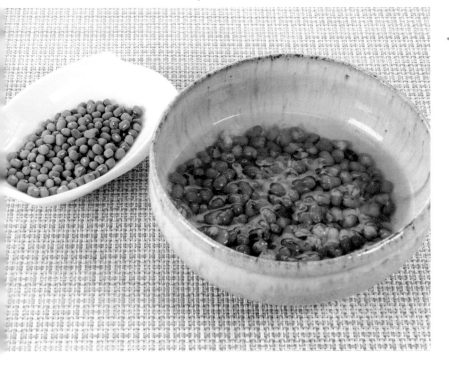

夏バテに負けない！

　夏の体調不良である「夏バテ」。昼間の暑さで体力を消耗したり、夜の暑さで睡眠が浅くなったりと、疲れがたまることで元気が失せたり馬力が効かなくなることがあります。そのようなとき、寒涼性の夏野菜をたくさんとってからだを冷ましたり、たんぱく質が豊富な肉や魚で気血を補うことは重要です。しかし、それらは胃腸が元気なときには効果的ですが、「食欲がわかない」「何を食べてもおいしくない」といった食欲不振がみられるときは逆効果になります。ですから、まずは胃腸を労わることからはじめるとよいでしょう。

　野菜はスープでいただくことで消化にもよく、胃腸にかかる負担が減ります。また、気血を補うたんぱく質は豆類などの植物性や魚で補いましょう。肉は脂肪分が多いので、胃腸に負担がかかります。胃腸への負担を軽くするためには、「脂肪分をおさえること」と「胃腸を冷やさないこと」が近道です。スープなどの喉ごしがよいものを食べられる範囲で食してみてください。決して無理にたくさん食べる必要はありません。また、自動販売機の冷たい飲み物は約6℃ですが、暑いからといって一気に飲み干すと胃腸のはたらきが妨げられます。そのような状態で食事をすると胃腸への負担はさらに増してしまいます。できるだけ冷たい飲み物を控え、常温以上のものを飲むとよいでしょう。

　このようにして胃腸が整い、食欲がわいてきたら、寒涼性の野菜や肉・魚を好みのものからとり入れてみてください。

夏バテ解消には……

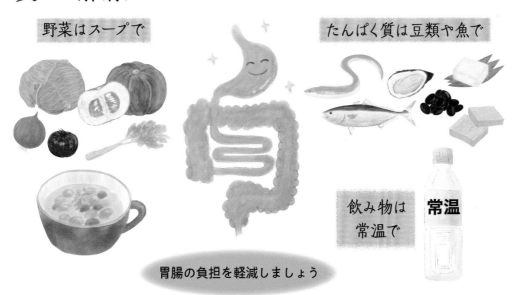

野菜はスープで

たんぱく質は豆類や魚で

飲み物は常温で　常温

胃腸の負担を軽減しましょう

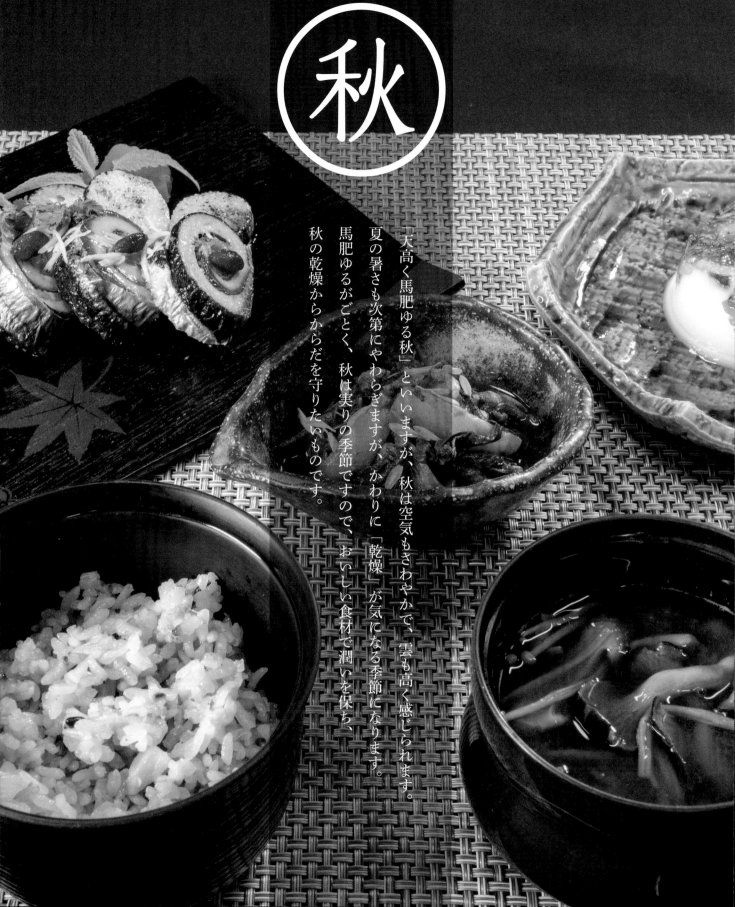

秋

「天高く馬肥ゆる秋」といいますが、秋は空気もさわやかで、雲も高く感じられます。

夏の暑さも次第にやわらぎますが、かわりに「乾燥」が気になる季節になります。

馬肥ゆるがごとく、秋は実りの季節ですので、おいしい食材で潤いを保ち、

秋の乾燥からからだを守りたいものです。

秋の養生

秋の特徴である「燥」は、鼻や喉の潤いを奪って風邪をひきやすくしたり、肌トラブルの原因となります。室内の湿度は60％前後を目安にし、早めに加湿器の準備をするとよいでしょう。冬ほど乾燥はしないので、濡れタオルを部屋に干すのも効果的です。秋の前半は潤す食材を中心にからだを冷ます食材、冬に近づく後半はからだを温める食材を意識しましょう。また秋は実りの季節で食べ物がおいしいときです。寒い冬に向けてエネルギーを蓄えることが冬の養生につながります。ただし、食べすぎは禁物です。胃腸を整える食材も意識するようにしましょう。

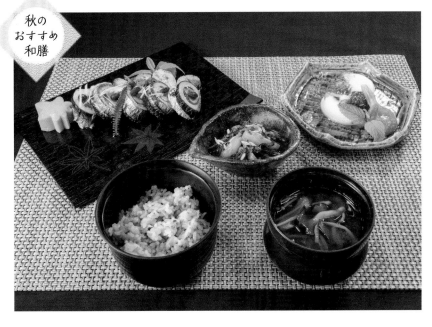

秋の
おすすめ
和膳

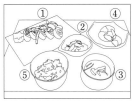

①さんまとねぎロールの
　しょうが風味

②桜えび・チンゲン菜・菊花の
　みそ和え

③きのこたっぷり味噌汁
　　〜なつめ入り

④いちじくの杏仁豆腐
　　〜コンポート添え

⑤雑穀ご飯

献立づくりのポイント

急に涼しくなる秋は夏の疲れがたまり、免疫力が低下する時期です。さらに空気が乾燥するため、乾燥トラブルから身を守る食材（なし、柿、松の実、はちみつ）が重要です。旬のきのこ類は、気の流れを整え、免疫力を高め、低カロリーで食物繊維が豊富です。また辛味のある食材（しょうが、ねぎ、たまねぎ）は、からだを温め血行を促す作用があり、風邪の予防や食欲増進に有効です。紹介するレシピでは旬のさんまに辛味のねぎを加え、からだを潤し、皮膚の乾燥に効果があり食物繊維が豊富ないちじくや杏仁を使用します。

さんまとねぎロールのしょうが風味

秋の味覚を代表するさんまを、気や血のめぐりをよくするねぎ、
殺菌力・からだを温める効果の高いしょうがを使い、
さんまの塩焼きとは異なる趣のある一品です。

◇ 材料（2人分）

さんま	2尾
ねぎ（白い部分）	1本
青じそ	4枚
塩	ひとつまみ
片栗粉	6g
オリーブ油	大さじ1
クコの実	10粒
針しょうが	10g

[しょうがだれ]

しょうが		5g
A	ごま油	2ml
	しょう油	6ml
	酢	2ml
	きび砂糖	2g
	はちみつ	2g

[付け合わせ]

かぼちゃ、やまいも、チャー
ビル、ミントなど適宜

◇ 作り方

1. さんまは三枚おろしにして腹骨をとり
除く。

2. ねぎはラップで巻いてレンジで軽めに
加熱し、トースターまたはバーナーで焼き
色をつける。

3. しょうがだれはしょうがをすりおろし、
Aとともによく混ぜておく。

4. ラップを敷き、**1**のさんまの皮目が下
になるように、縦に少し重ねながら並べ、
塩と片栗粉を軽くまぶす。

5. 4のさんまの中央手前に青じそを並べ、
その上に**2**のねぎを並べ、手前から空気を
抜きながら巻く。

6. バットにクッキングシートを敷き、オ
リーブ油を全体にかける。

7. 230℃に熱したオーブンで7分ほど焼
き、オーブンから出した後、アルミホイル
で包み5分ほど余熱で火を入れる。

8. さんまロールを切って器に盛り、針しょ
うがとクコの実を飾り、しょうがだれをか
ける。

食 材 の 栄 養 学

さんま

必須脂肪酸であるDHA、
EPAを豊富に含み、心血管
疾患の予防効果などがあり
ます。たんぱく質や鉄分も
含んでいます。

栄養素量

エネルギー	401 kcal
たんぱく質	17.1 g
脂質	30.6 g
炭水化物	6.5 g
食物繊維	1.3 g
食塩相当量	1.2 g

◎調理のPOINT

さんまは小骨が多いのですべてとり除く。

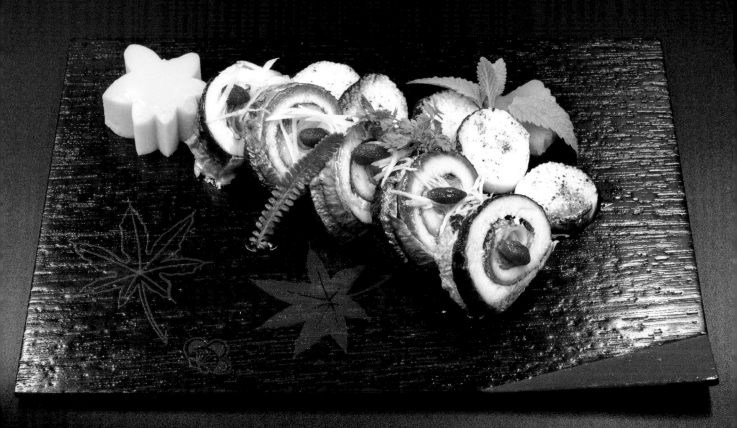

⬡ レシピのアレンジ
さんまのかば焼き丼

桜えび・チンゲン菜・菊花のみそ和え

秋が旬のチンゲン菜にカルシウムいっぱいの桜えび、
目の渇きや血の流れをよくする菊花をみそで和え、冷えやこりを緩和する紅花を散らして
血液循環をよくします。

◇ 材料 (2人分)

桜えび（乾）	5g	**[赤みそだれ]**		ケチャップ	2g
菊花	1輪	赤みそ	23g	だし汁	10ml
酢（菊花用）	適量	みりん	16ml	七味唐辛子	適量
チンゲン菜	1株	酒	5ml	タバスコ	1〜2滴
紅花	0.5g	ザラメ	15g	山椒	適量
		おろししょうが	2g		

◇ 作り方

[赤みそだれ]

鍋にみりんと酒を入れ、火にかけてアルコールをとばす。赤みそ以外の材料を入れて混ぜたのち、赤みそを溶かしながら入れ、沸騰したらアクをとり冷ます。

1. 乾燥した桜えびをぬるま湯に30分ほど浸して戻す。戻した汁はとっておく。桜えびは生食用があれば生を使用する。

2. 菊花は花芯を残し、まわりの花びらをつまんでばらす。酢を入れた沸騰した湯で10秒ほどゆでて冷水で冷ます。

3. チンゲン菜は株に十字に切り込みを入れ、塩を入れた湯で30秒ほどゆでて氷水で冷やす。

4. **2**と**3**の菊花とチンゲン菜の水分をキッチンペーパーでふきとる。

5. チンゲン菜を一口大に切ってボウルに入れ、菊花、桜えびの戻し汁少々、赤みそだれを入れて和える。

6. **5**に桜えびを入れて軽く混ぜる。混ぜすぎると桜えびがボロボロになるので気をつける。

7. 器に盛り、紅花を散らす。

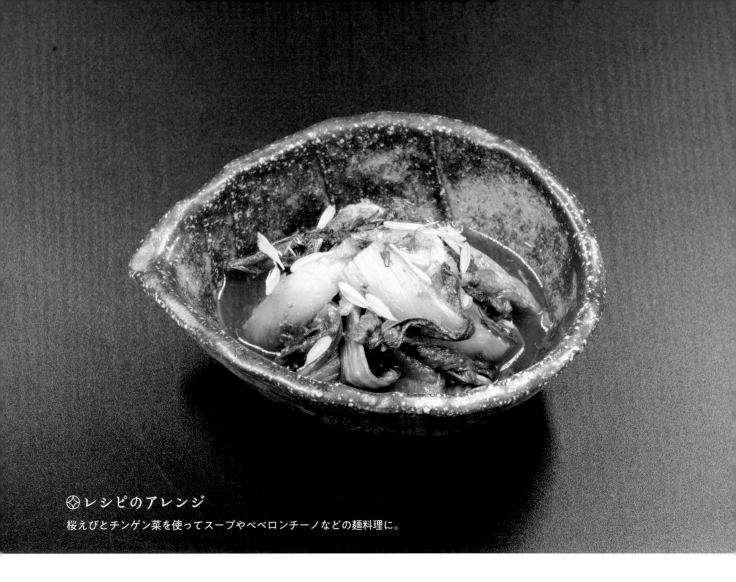

◈ レシピのアレンジ

桜えびとチンゲン菜を使ってスープやペペロンチーノなどの麺料理に。

◈ 調理のPOINT

ゆでたチンゲン菜の水分はしっかりとり除く。
食べる直前に混ぜ合わせる。

食 材 の 栄 養 学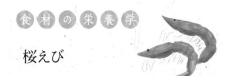

桜えび

牛乳の約6倍のカルシウムを含み、干し
たものは同じ重量で約18倍になります。
骨粗鬆症予防の効果が期待できます。

薬 膳 の 豆 知 識

菊花

目のかすみ、疲れ、乾燥
などの目のトラブル解消
に有効です。

栄養素量

エネルギー	93 kcal
たんぱく質	3.2 g
脂質	0.8 g
炭水化物	11.1 g
食物繊維	1.7 g
食塩相当量	1.7 g

きのこたっぷり味噌汁 〜なつめ入り

きのこは種類により効果が異なります。しいたけは老化防止、しめじは二日酔い・
肌トラブルの改善、えのきは疲労回復・ストレス緩和、まいたけは美容・免疫力アップです。
体調に合わせてきのこを選ぶとよいでしょう。

◆ 材料（2人分）

しめじ	30g
えのき	20g
生しいたけ	20g
なつめ	4個
合わせみそ	18g
だし汁	360ml

◆ 作り方

1. 鍋に水となつめを入れ、火にかけ、沸騰したら弱火で10分ほどゆでる。火を止めて蓋をし、冷めるまで置いておく。

2. 3種類のきのこを食べやすい大きさに切る。

3. 鍋にだし汁を入れて沸騰させる。きのこを入れ、再び沸騰したらアクをとり除き火を止める。

4. 3にみそを溶かし、なつめを加えて器に盛る。

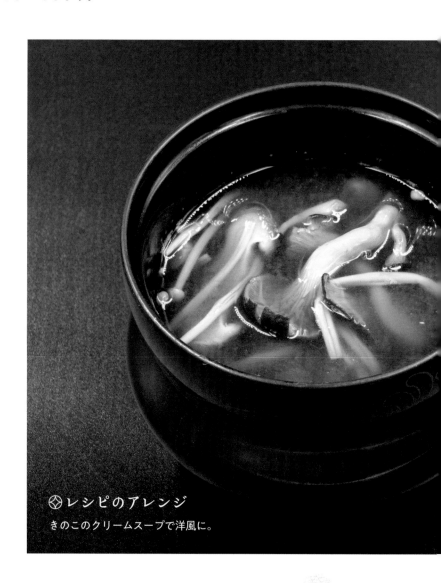

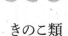 レシピのアレンジ

きのこのクリームスープで洋風に。

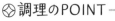 調理のPOINT

きのこを入れて沸騰したらアクをとり、火を止めてからみそを溶く。

栄養素量

エネルギー	44 kcal
たんぱく質	2.2 g
脂質	0.7 g
炭水化物	1.5 g
食物繊維	2.4 g
食塩相当量	1.3 g

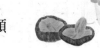 食 材 の 栄 養 学

きのこ類

腸管からカルシウムの吸収を促進するビタミンDの前駆体であるエルゴステロールを豊富に含んでいます。

いちじくの杏仁豆腐
～コンポート添え

「不老長寿の果物」と呼ばれるいちじくにはからだを潤す作用があります。また杏仁には咳止め薬のほか、便通をよくする薬効もあるとされています。

◇ 材料（2人分）

いちじく	1個
杏仁霜	7g
豆乳	100ml
水	50ml
コンデンスミルク	10ml
きび砂糖	7g
粉寒天	1g
アーモンドエッセンス	1滴
レモンバーム	適量

[いちじくのコンポート]

いちじく	2個
水	100ml
白ワイン	100ml
グラニュー糖	50g
レモン汁	4ml

◇ 作り方

[いちじくのコンポート]

レモン汁以外の材料を入れて沸騰させたものにいちじくを入れてペーパーで覆い、弱火で10分ほど煮る。冷やしてレモン汁を入れて仕上げる。

1. 粉寒天を水で戻す。

2. 鍋に豆乳、水、コンデンスミルク、きび砂糖を入れ、中火にかける。温まってきたら杏仁霜を入れ、だまにならないようにホイッパーなどでよく混ぜて煮溶かす。

3. 沸騰手前で火を止めてアクをとり、寒天を入れて完全に溶かす。

4. 3にアーモンドエッセンスを入れ、ざるでこす。

5. 表面にできた気泡をとり除き粗熱をとる。

6. いちじくの皮をむき、好みの大きさに切って型に入れ、杏仁を流し入れて冷蔵庫で固める。

7. 杏仁が固まったら器に盛り、コンポートを添えてレモンバームを飾る。

栄養素量

エネルギー	383 kcal
たんぱく質	3.2 g
脂質	3.3 g
炭水化物	79.1 g
食物繊維	2.8 g
食塩相当量	0 g

❀ 調理のPOINT

生のいちじくの風味を残すため杏仁豆腐が固まる直前にいちじくを容器に入れ固める。

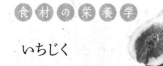

食材の栄養学

いちじく

水溶性食物繊維のペクチンを豊富に含み、便秘解消や糖分やコレステロールの抑制が期待されます。

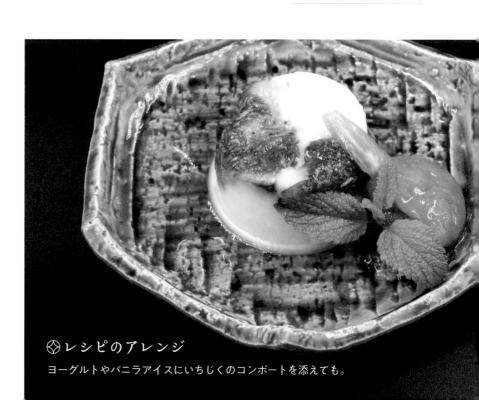

◈ レシピのアレンジ

ヨーグルトやバニラアイスにいちじくのコンポートを添えても。

雑穀ご飯

雑穀は食物繊維やミネラル類、ポリフェノールが豊富で、生活習慣病を緩和するはたらきがあるとされています。

◆ 材料（2人分）

精白米	165 g
雑穀米	15 g
水	210 ml

◆ 作り方

1. 白米を研ぎ、ざるで水気をきる。

2. 炊飯器に白米と雑穀米を入れて混ぜ、水を入れて30分以上置き、炊飯する。

3. 炊きあがったら全体を混ぜて器に盛る。

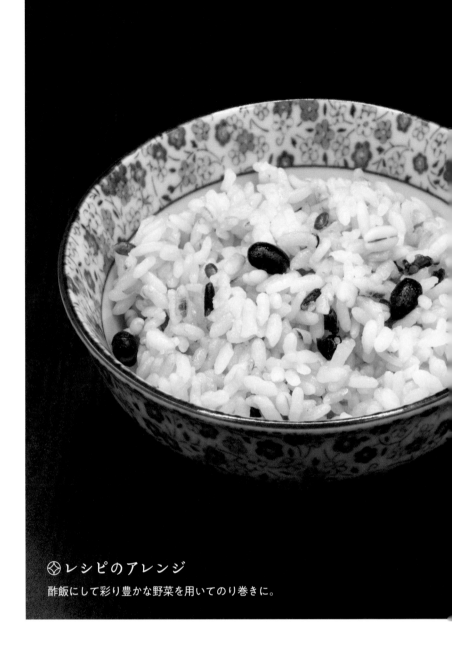

◇ レシピのアレンジ
酢飯にして彩り豊かな野菜を用いてのり巻きに。

食材の栄養学

雑穀

アミロースを含むうるち性とほとんど含まないもち性に分けられます。もち性の雑穀は粘りがあります。

◇ 調理のPOINT
雑穀米は洗わずに精白米（うるち米）と合わせて炊飯する。

栄養素量

エネルギー	308 kcal
たんぱく質	5.0 g
脂質	0.9 g
炭水化物	74.0 g
食物繊維	0.8 g
食塩相当量	0 g

柿とだいこんの甘酢サラダ

肺と大腸を助け、咳や痰に効くとされるだいこんのしゃっきり感と、乾燥による喉の渇きや咳に
効くとされるほんのり甘い柿を甘酢で和えることで、風邪予防と疲労回復が期待できます。

◆ 材料（2人分）

柿	1/2個
だいこん	70g
きび砂糖	小さじ2
酢	大さじ1
塩	少々
クコの実	1粒
イタリアンパセリ	1g

◆ 作り方

1. だいこんは皮をむき、5cm長さに切り、細切りにする。柿も同じ大きさに切りそろえる。

2. だいこんに軽く塩をして水出しをする。やわらかくなったら水気をきる。

3. ボウルに酢、きび砂糖を入れてよく混ぜる。

4. 3にだいこんと柿を入れてよく混ぜ、器に盛り、クコの実とイタリアンパセリを飾る。

◈ 調理のPOINT

だいこんの食感を残すため薄すぎない厚みにする。

栄養素量

エネルギー	46 kcal
たんぱく質	0.3g
脂質	0.1g
炭水化物	9.5g
食物繊維	1.2g
食塩相当量	0.3g

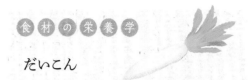

食材の栄養学

だいこん

消化を助けるでんぷん分解酵素のアミラーゼ、たんぱく質分解酵素のプロテアーゼ、脂質分解酵素のリパーゼが含まれています。

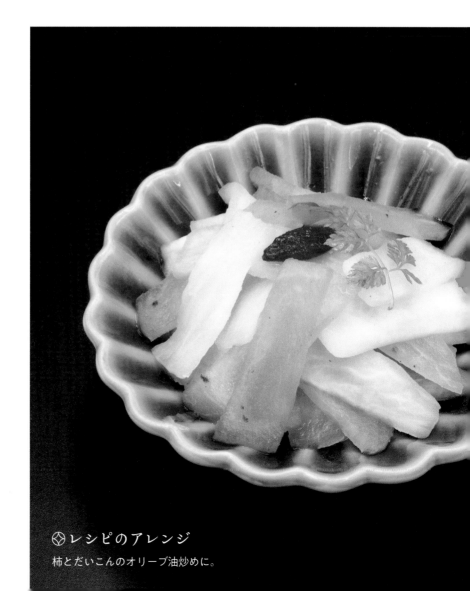

◈ レシピのアレンジ

柿とだいこんのオリーブ油炒めに。

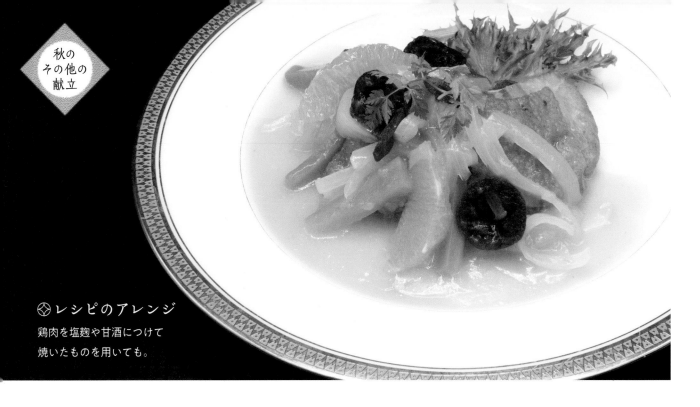

◇ レシピのアレンジ

鶏肉を塩麹や甘酒につけて
焼いたものを用いても。

鶏肉の果実ソースソテー

からだを温め、脾と胃のはたらきをよくする鶏肉を、気をめ
ぐらせからだを温めるたまねぎと合わせることで消化を助け
ます。そこに血のめぐりをよくするさんざしを加えることで
より効能をアップさせます。

◇ 材料（2人分）

鶏肉（もも）	60gを2枚
塩・こしょう	少々
オリーブ油	大さじ1
オレンジ	1個分の果汁、1/4個
たまねぎ	60g
にんじん	20g
さんざし（乾：スライス）	10枚
コンソメスープの素	1g
水	300ml
フリルレタス	5g
チャービル	1g

◇ 調理のPOINT

鶏肉は皮目を中火強で焼き、焦
げめがついたら裏返して蓋を
し、中火弱で蒸し焼きにする。

◇ 作り方

1. オレンジを搾って果汁をつくる。1/4個
は皮をとってくし切りにする。

2. 鶏肉に軽く塩・こしょうをし、フライ
パンにオリーブ油をひいて、皮の面から中
火強で焼く。皮に焦げめがついたら裏返
し、ほどよく肉に火が通ったらオレンジ果
汁を1/3量加えて蓋をし、蒸し焼きにする。

3. たまねぎは薄くスライスし、にんじん
は細切りにする。

4. さんざしを水で戻し、小鍋に水とさんざ
しを入れて煮込む。さんざしがやわらかく
なったら、**3**とオレンジ果汁（2/3量）、コ
ンソメスープの素を入れてさらに煮詰める。

5. 器に鶏肉を盛り、**4**のソースをかけて、オ
レンジ、フリルレタス、チャービルを添える。

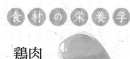

食材の栄養学

鶏肉

牛肉や豚肉に比べて比較
的脂質が少ないです。部
位によって栄養素が異な
り、むね肉は疲労回復効
果のあるイミダゾールペ
プチドを含みます。

栄養素量

エネルギー	229 kcal
たんぱく質	11.0 g
脂質	15.1 g
炭水化物	8.2 g
食物繊維	1.2 g
食塩相当量	0.6 g

きのこご飯

秋の旬であるきのこ類は気や血の流れをよくし、免疫機能を高めるのに有効な食材です。干ししいたけはしっかり戻し15分くらい煮詰めて加えるとコクのあるご飯になります。ほかのきのこを加えるとさらにおいしくなります。

◇ 材料（2人分）

精白米	160g
煮た干ししいたけ	2個
ほんしめじ	30g
にんじん	15g
淡口しょうゆ	6ml
みりん	3ml
酒	2ml
干ししいたけの煮汁	10ml
水	170ml

[煮た干ししいたけ]

干ししいたけ	2個
もどし汁	100ml
しょうゆ	20ml
みりん	10ml
酒	10ml
きび砂糖	10g
しょうが	20g
だし汁	200ml

◇ 作り方

1. 米を研ぎ、ざるで水をきる。
2. 煮た干ししいたけは薄切り、にんじんは短めの千切り、ほんしめじはほぐしてともに炒める。
3. 炊飯器に米、調味料、2を入れて混ぜ、水を入れて炊く。
4. 炊きあがったら全体を混ぜて器に盛る。

❀ 調理のPOINT

きのこ類は香りが大切なので、炊飯前にフライパンで炒めて水分を飛ばしてから下味をつけ、米とよく混ぜてから炊く。

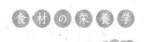

食材の栄養学

きのこ類

食物繊維が豊富に含まれています。またうま味成分であるグアニル酸などを含んでいます。

栄養素量

エネルギー	309 kcal
たんぱく質	5.6 g
脂質	0.7 g
炭水化物	69.0 g
食物繊維	2.9 g
食塩相当量	0.9 g

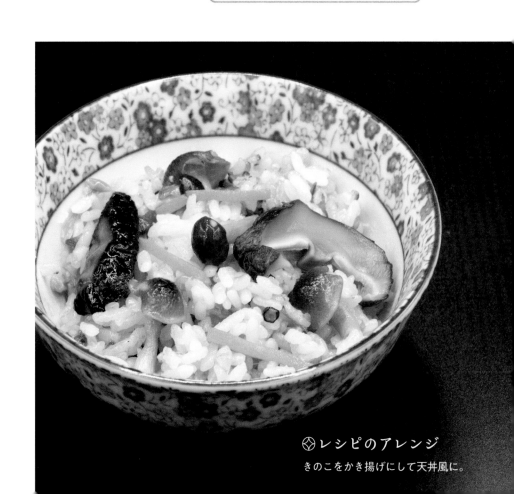

◇ レシピのアレンジ

きのこをかき揚げにして天丼風に。

むらさきいものスープ

冷たい風が吹き、乾燥する晩秋にむらさきいもと
たまねぎを使ったスープがからだを温めて潤します。

◇ 材料（2人分）

むらさきいも	120g
たまねぎ	40g
コンソメスープの素	2g
豆乳	100ml
バター	5g
塩・こしょう	少々

◇ 作り方

1. むらさきいもは皮をむき、1cmほどの半月切りにして水にさらす。たまねぎは薄くスライスする。
2. たまねぎをバター（半量）で炒める。
3. 鍋にむらさきいもとたまねぎ、コンソメスープの素を入れ、水をひたひたになるくらい入れて火にかけ、沸騰したら弱火〜中火で煮込む。
4. 3の材料がやわらかくなったら火を止め、粗熱がとれたらミキサーにかけてペースト状にする。
5. 鍋に4と豆乳、バター（半量）を加えて火にかけ、よく混ぜ、器に盛る。

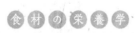

◇ 調理のPOINT

たまねぎを炒めて甘みと
コクを出す。

食材の栄養学

むらさきいも

紫色はポリフェノールの一種で抗酸化作用のあるアントシアニンという色素です。ビタミンCや食物繊維も多く含みます。

栄養素量

エネルギー	123 kcal
たんぱく質	2.6g
脂質	3.3g
炭水化物	19.9g
食物繊維	2.3g
食塩相当量	0.8g

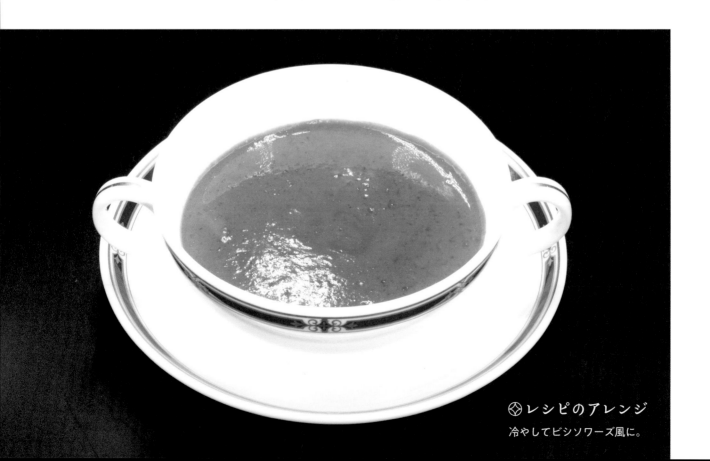

◇ レシピのアレンジ

冷やしてビシソワーズ風に。

竜眼・柿・梨のコンポートジュレ

秋の旬の果物である柿と梨でからだを潤し、
竜眼で心を落ち着かせます。

◇ 材料（2人分）

竜眼（シロップ煮）	4 個
柿	1/2 個
なし	1/3 個
水	50 ml
白ワイン	30 ml
はちみつ	10 g
陳皮	0.5 g
粉寒天	0.3 g
レモン汁	2 g
ミント	適量

◇ 作り方

1. 柿となしの皮をむき、一口大に切る。竜眼は冷やしておく。

2. 水、白ワイン、はちみつ、陳皮、粉寒天を入れ、火にかけて沸騰させる。

3. 2の火を止め、熱いうちに柿となしを加え、最後にレモン汁を加えて冷やす。

4. 3が冷えたら果肉をとり出して竜眼とともに器に盛り、上からゼリーをかけてミントを飾る。

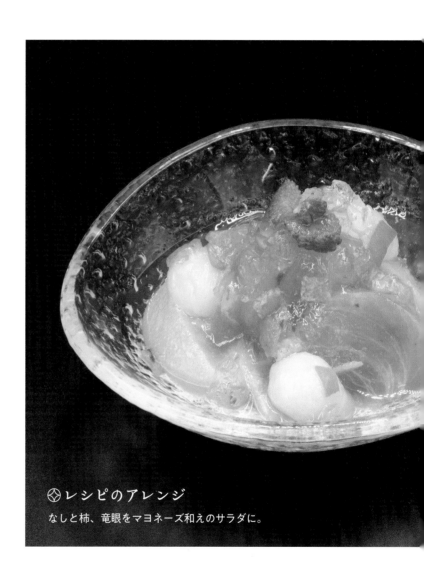

⊗ レシピのアレンジ
なしと柿、竜眼をマヨネーズ和えのサラダに。

⊗ 調理のPOINT
レモン汁で味を引き締める。

食 材 の 栄 養 学

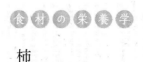

柿

ビタミンCが豊富でカリウムや食物繊維も含んでいます。果肉色の*β*-クリプトキサンチンは体内でビタミンAに変わります。

栄養素量

エネルギー	87 kcal
たんぱく質	0.4 g
脂質	0.1 g
炭水化物	17.3 g
食物繊維	1.4 g
食塩相当量	0 g

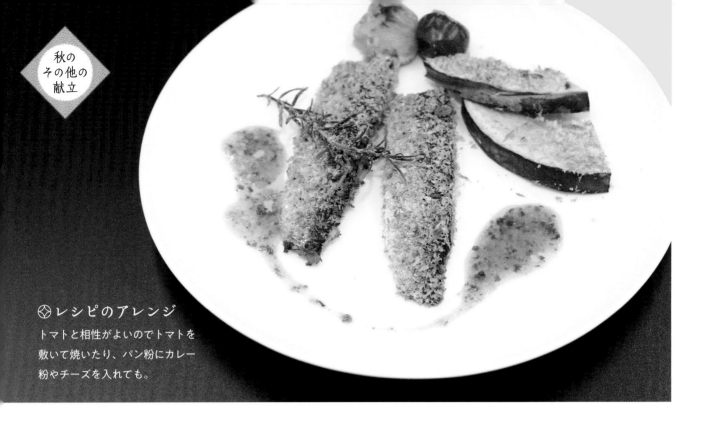

⊗ レシピのアレンジ

トマトと相性がよいのでトマトを
敷いて焼いたり、パン粉にカレー
粉やチーズを入れても。

いわしの香草パン粉焼き

気血を補ういわしは、疲れやすい方や食の細い方に最適な食材です。香草パン粉をつけて焼くことで揚げるよりもヘルシーになります。

◆ 材料（2人分）

いわし（中）	2尾
塩・こしょう	少々
薄力粉	5g
卵	1/2個
パン粉	5g
ローズマリー	2本
オリーブ油	小さじ2
かぼちゃ（スライス）	50g
ミニトマト	4個

[バジルソース]

バジル	2g
オリーブ油	大さじ1
塩・こしょう	少々

◆ 作り方

[バジルソース]

バジルとオリーブ油を混ぜ、塩・こしょうを加える。

1. いわしを三枚おろしにして、塩・こしょうをする。

2. 1のいわしに小麦粉、溶き卵、パン粉を順につける。オリーブ油をひき、片面を炒め、ローズマリーをのせて蓋をしてもう片面を炒める。

3. かぼちゃを薄くスライスし、トマトとともにオーブンで素焼きにする。

4. 器に2のいわしとローズマリー、3のかぼちゃ、トマトを飾り、バジルソースをかける。

⊗ 調理のPOINT

新鮮ないわしを使い、小骨をとり除いて調理。

食材の栄養学

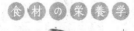

いわし

たんぱく質や不飽和脂肪酸、カルシウム、鉄が豊富な青魚です。

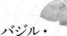

バジル・
ローズマリー

香り成分に抗菌作用があります。

栄養素量

エネルギー	237 kcal
たんぱく質	12.2 g
脂質	15.1 g
炭水化物	9.6 g
食物繊維	1.5 g
食塩相当量	0.7 g

豚肉と野菜たっぷりのかす汁

腎を養い、滋養効果のある豚肉はからだを潤す作用があり、加齢による潤い不足や便秘におすすめです。美肌にも効果があるとされているので、旬の野菜とともにかす汁でいただくと心も体も温まります。

◇ 材料（2人分）

豚肉（ばらスライス） — 40 g	酒かす — 10 g
にんじん — 40 g	しょうが — 3 g
さといも — 70 g	白みそ — 24 g
白ねぎ — 20 g	だし汁 — 300 ml
はくさい — 30 g	

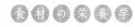

食材の栄養学

酒かす

たんぱく質やビタミンB群、食物繊維などを多く含んでいます。うま味成分であるアミノ酸が豊富な発酵食品です。

◇ 作り方

1. 豚肉は食べやすい大きさに切りそろえる。にんじんは薄くスライスして短冊切り、さといもは皮をむいて薄くスライスする。白ねぎは小口切り、はくさいは食べやすい大きさに切りそろえる。

2. 鍋にだし汁を入れ、**1**の豚肉と野菜、酒かす、すりおろしたしょうがの順に入れて煮込む。

3. 野菜がやわらかくなったら火を止め、白みそを溶き入れ、器に盛る。

⬡ 調理のPOINT

白みそはスープの味が決まってから最後に入れる。

栄養素量

エネルギー	142 kcal
たんぱく質	5.3 g
脂質	7.5 g
炭水化物	5.8 g
食物繊維	2.8 g
食塩相当量	0.9 g

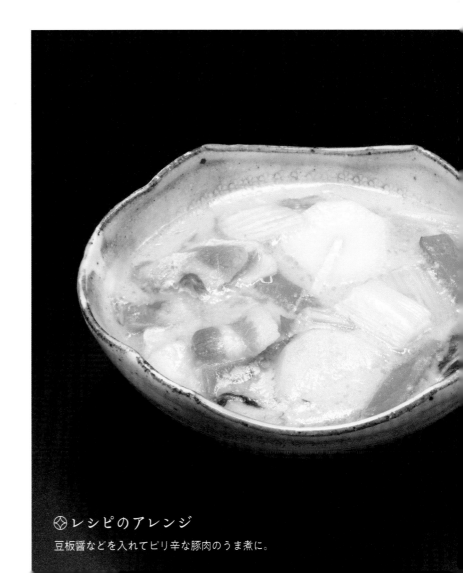

⬡ レシピのアレンジ
豆板醤などを入れてピリ辛な豚肉のうま煮に。

ごぼうとあかもく入り
こんにゃくのきんぴら

ごぼうは気を補い、からだのめぐりを高めます。また、からだの余分な熱を冷ます作用があるので、寒いときはからだを温める唐辛子などの辛味を添えるとよいでしょう。

◇ 材料（2人分）

ごぼう	100g
あかもく入りこんにゃく	60g
豚肉（ひき肉）	40g
酒	大さじ1
みりん	小さじ2
きび砂糖	小さじ2
しょうゆ	大さじ1
ごま油	小さじ2
糸唐辛子	適量

◇ 作り方

1. ごぼうは皮をむいてささがきにし、水にさらす。あかもく入りのこんにゃくは短冊切りにしてさっとゆでる。

2. フライパンにごま油をひき、1のごぼう、こんにゃく、豚ひき肉を炒める。ごぼうが少ししんなりしたら、酒、みりん、きび砂糖を加え、さらに炒める。最後にしょうゆを加えて炒める。

3. 2を器に盛り、糸唐辛子を添える。

⬡ 調理のPOINT

ごぼうはアクが強いので切ったらすぐに水に浸ける。

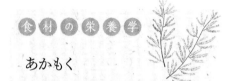

食材の栄養学

あかもく

水溶性食物繊維の粘性物質であるフコダインを含む海藻の一種です。中性脂肪やコレステロール値の低下や血糖値の急上昇抑制の効果が期待されます。

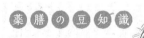

薬膳の豆知識

糸唐辛子

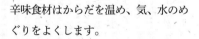

辛味食材はからだを温め、気、水のめぐりをよくします。

栄養素量

エネルギー	155 kcal
たんぱく質	4.4 g
脂質	7.8 g
炭水化物	5.6 g
食物繊維	3.6 g
食塩相当量	1.3 g

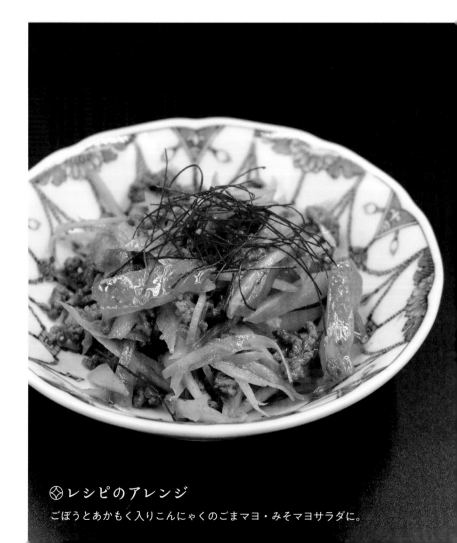

◈ レシピのアレンジ

ごぼうとあかもく入りこんにゃくのごまマヨ・みそマヨサラダに。

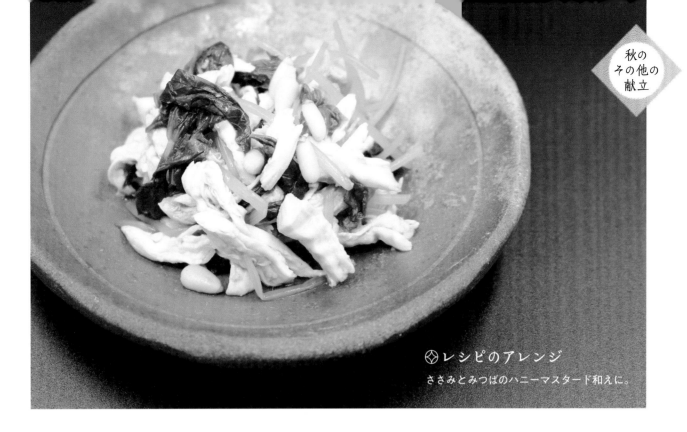

◈ レシピのアレンジ

ささみとみつばのハニーマスタード和えに。

ささみとみつばのわさび和え

気を補う鶏肉とからだを潤す効果のある松の実、胃腸を温めるわさび、
血流をよくするみつばでからだを整え、ストレスを和らげます。

◆ 材料（2人分）

鶏肉（ささみ）——	100g
みつば ————	1束
練りわさび ———	2g
だし汁 ————	50ml
しょうゆ —— 小さじ2	
松の実 ————	10粒

栄養素量

エネルギー	80 kcal
たんぱく質	13.7 g
脂質	1.1 g
炭水化物	0.2 g
食物繊維	0.8 g
食塩相当量	1.0 g

◆ 作り方

1. ささみの筋をとって観音開きにし、沸騰した
湯でゆでる。少し冷ましてから筋に沿って細く裂
く。

2. みつばは沸騰した湯で1分ほどゆで、水にさら
してから搾り、3cm長さに切りそろえておく。

3. ボウルに練りわさび、だし汁、しょうゆを入
れて混ぜる。

4. 3にささみとみつばを入れてよく混ぜ器に盛
る。最後に松の実を散らす。

◈ 調理のPOINT

ささみは塩を少し入れた沸騰した湯に
入れ、再沸騰したら蓋をして7分ほど
おくとしっとり仕上がる。

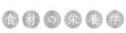

ささみ

鶏肉のなかでも高たんぱく
質、低脂質の部位です。胃内
の停滞時間が短く、胃に負担
の少ない食材です。

みつば

歯や骨の成形に影響を与える
ビタミンKを多く含んでいます。

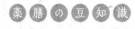

松の実

からだを潤し、免疫力や抵抗
力を高めるはたらきがありま
す。

秋は乾燥の季節です。だいこんのからだを潤す作用で乾燥に弱い喉を守り、
クコの実や菊花で秋から冬にかけての目の乾燥や疲れを癒しましょう。
また生薬である胖大海を入れると喉の痛みやかすれ、乾燥性の咳、便秘に効果があります。

番茶+クコの実・菊花

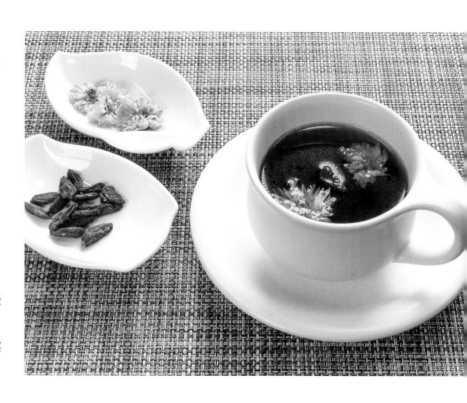

◆ 材料（2人分）

番茶（茶葉）	小さじ1
クコの実	2粒
菊花（乾燥）	1個
湯	400ml

◆ 作り方

1. 急須を温め、茶葉を入れる。
2. 急須に湯を入れ、菊花を加え、1分浸出させる。
3. 温めたカップに注ぎ、最後にクコの実を加える。

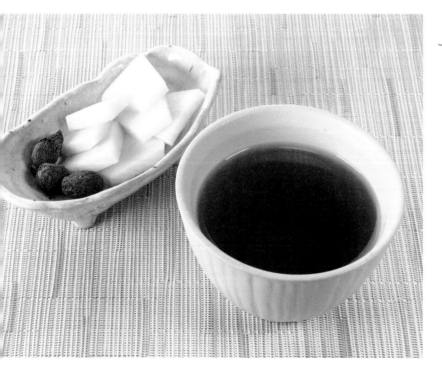

だいこんと胖大海の煮汁

◆ 材料（3人分）

だいこん	200g
胖大海	3粒
水	800ml

◆ 作り方

1. 小鍋に水を800ml入れ、いちょう切りしただいこん、胖大海を加え、だいこんがやわらかくなるまで煮る。
2. 煮汁を網でこし、カップに注ぐ。

秋の養生も二段階で

　秋は二十四節気では立秋の8月初旬から霜降の10月下旬までになります。初秋である8月の立秋から秋分（9月下旬）までは、暦のうえでは秋とはいえ残暑で暑い日が続きます。秋分を超えて晩秋を迎えると暑さも落ち着き過ごしやすい日が訪れます。食養生は、初秋と晩秋で段階的に行いましょう。

　初秋は暑さが残りますので、からだを冷やす作用のある「苦味（ゴーヤ、セロリ、レタス、ひじき）」を意識しましょう。秋の主な味は「辛味」ですが、暑い時期には「のぼせ」や「ほてり」を招くことがありますのでとりすぎには注意しましょう。

　「辛味」の食材といえば、ねぎ・からしな・しょうが・たまねぎ・にら・うど・かぶ・カリフラワー・だいこんなどの野菜類が挙げられます。たまねぎは「辛味」とともに「甘味」を示します。この辛味の主な成分は硫化アリルでビタミンB_1とともに摂取することで疲労回復を促します。たまねぎを刻むと目に染みることがありますが、これは刻むことでたまねぎの細胞が破壊され、硫化アリルが揮発し、目や鼻の粘膜を刺激することに由来します。また、たまねぎは加熱することで甘味を増します。これは熱することで硫化アリルが分解され、糖類の甘味がひき立つことで生じます。乾燥がはじまる晩秋は、「辛味（ねぎ、しょうが、たまねぎ、にら）」で喉や肺を守るとともに「酸味」＋「甘味」（りんご、ぶどう、トマト）でからだを潤しましょう。

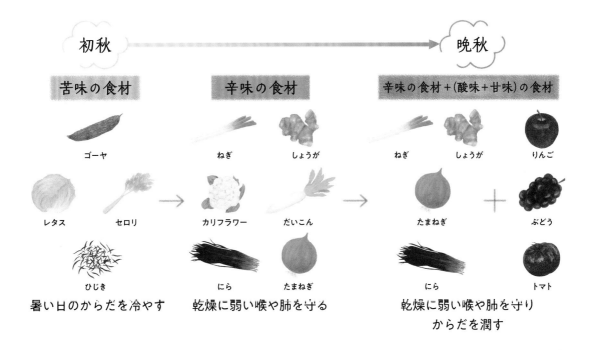

初秋　→　晩秋

苦味の食材
ゴーヤ
レタス　セロリ
ひじき
暑い日のからだを冷やす

辛味の食材
ねぎ　しょうが
カリフラワー　だいこん
にら　たまねぎ
乾燥に弱い喉や肺を守る

辛味の食材＋（酸味＋甘味）の食材
ねぎ　しょうが　りんご
たまねぎ　ぶどう
にら　トマト
乾燥に弱い喉や肺を守りからだを潤す

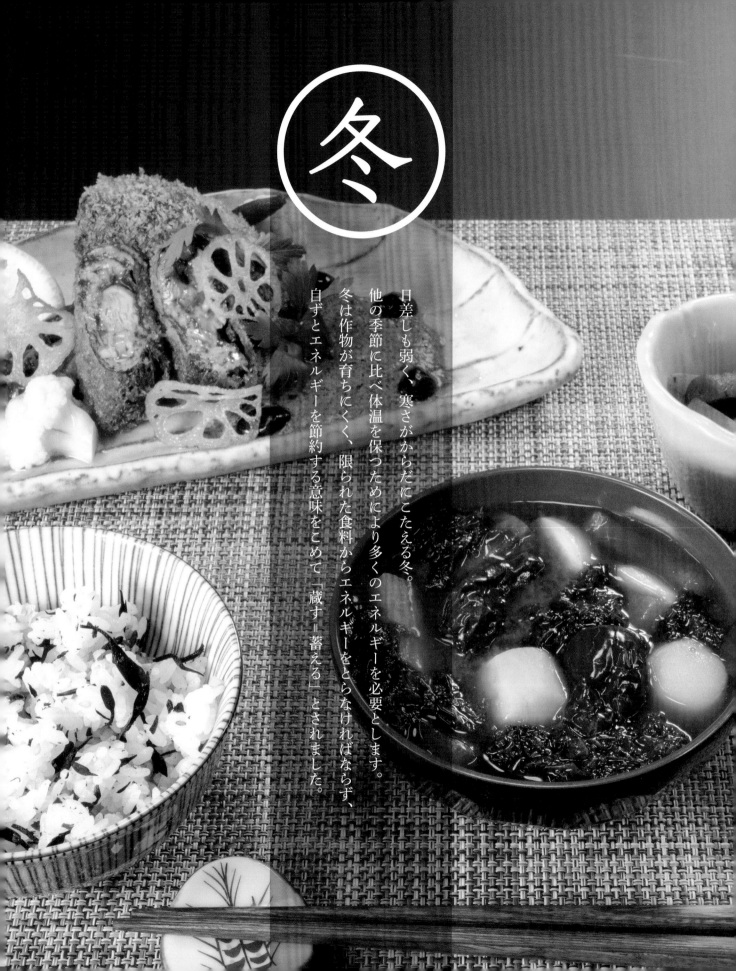

冬

日差しも弱く、寒さがからだにこたえる冬。

他の季節に比べ体温を保つためにより多くのエネルギーを必要とします。

冬は作物が育ちにくく、限られた食料からエネルギーをとらなければならず、

自ずとエネルギーを節約する意味をこめて「蔵す＝蓄える」とされました。

冬の養生

冬の寒さからからだを守るいちばんのポイントは体温を逃がさないことです。首や手首・足首といった部分を寒さから守り、体温の低下を防ぎましょう。冬が旬の地面の下にできる野菜はからだを温める力に溢れています。温野菜でいただき、からだの中心に位置する胃腸を労わりましょう。また暖房が効いているとはいえ、冷たい飲み物やからだを冷やす果物はほどほどにしましょう。からだを冷やすだけではなく、だるさや食欲不振の原因にもなります。さらに筋肉のはたらきが体温維持には欠かせません。冬は寒さで縮こまり、筋肉のはたらきが衰えます。塩味の効いた海産物はからだをやわらかくするはたらきがあるので、縮こまった筋肉に効果的です。

冬の
おすすめ
和膳

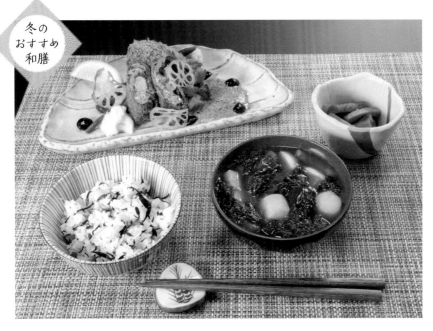

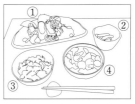

①かきとほうれん草の
　れんこんコロッケ

②ごぼうとだいこんの
　カレー味きんぴら

③ひじきご飯

④あおさとなつめの味噌汁

献立づくりのポイント

冬はからだを温め、乾燥から身を守ることが大切です。からだを温める食材（えび、ねぎ、しょうが、くるみ、さけ、鶏肉、にら、ラム肉、にんにくなど）がおすすめで、肉のなかでもラム肉はからだを最も温め、鉄分やビタミンが豊富です。冬によいとされる味覚「鹹味（かんみ）」は新陳代謝を高める作用があり、昆布、いかなどの魚介類が代表的で、特に牡蠣は貧血、不安、不眠などの症状におすすめです。また冬は秋からの乾燥が続くため、からだを潤す食材（旬の果物、豚肉、ごま、ゆり根、落花生など）も食事にとり入れるとよいでしょう。

かきとほうれん草のれんこんコロッケ

からだの潤いと血を補う作用、腎と心にはたらきかけるかき、
喉の痛みや咳を和らげ、便秘によい気血の流れをよくするれんこんで、
からだの潤いと心の安定、疲労回復をはかります。

◇ 材料（2人分）

かき	8粒
ほうれんそう（葉）	20g
れんこん	50g
れんこん（すり身）	20g
白ごま	0.5g
牛乳	20ml
塩・こしょう	少々
片栗粉	6g
パン粉	30g
卵	10g
薄力粉	3g

揚げ油	800ml
クコの実	6粒
レモン	2片
イタリアンパセリ	適量

[ほうれん草のクリームソース]

ほんれんそう（葉）	10g
生クリーム（45%）	50ml
オイスターソース	5ml
塩・こしょう	少々

[付け合わせ]

カリフラワー（ゆで）	4片
黒豆煮	10粒
れんこんチップス	6枚
えのき（揚げる）	30g

◇ 作り方

1. かきは塩水で洗い、沸騰した湯で3秒ほど湯がく。ほうれんそうも同様に湯がいて搾る（ソース用に1/3量とりおく）。

2. れんこん、ほうれんそう（1/3量）、白ごま、牛乳、塩・こしょうをフードプロセッサーで混ぜる。

3. 2をボウルにとり出し、水気をきったれんこんのすり身を入れてよく混ぜる。

4. かきに片栗粉をまぶし、残りの1/3量のほうれんそうにかきと3のすり身をのせて包む。

5. 4に薄力粉、卵、パン粉をつけ、170℃の油で4分揚げる。

6. 5を器に盛り（ひとつを半分に切って中を見せてもよい）、付け合わせの野菜を添え、レモン、イタリアンパセリ、クコの実を飾り、ほうれん草のクリームソースを添えて黒豆をおく。

[ほうれん草のクリームソース]

ほうれんそうと生クリームをミキサーで撹拌して塩・こしょうをし、オイスターソースを入れて調味する。

◈ 調理のPOINT

かきはぬめりや汚れ、雑菌を避けるため湯通しする。

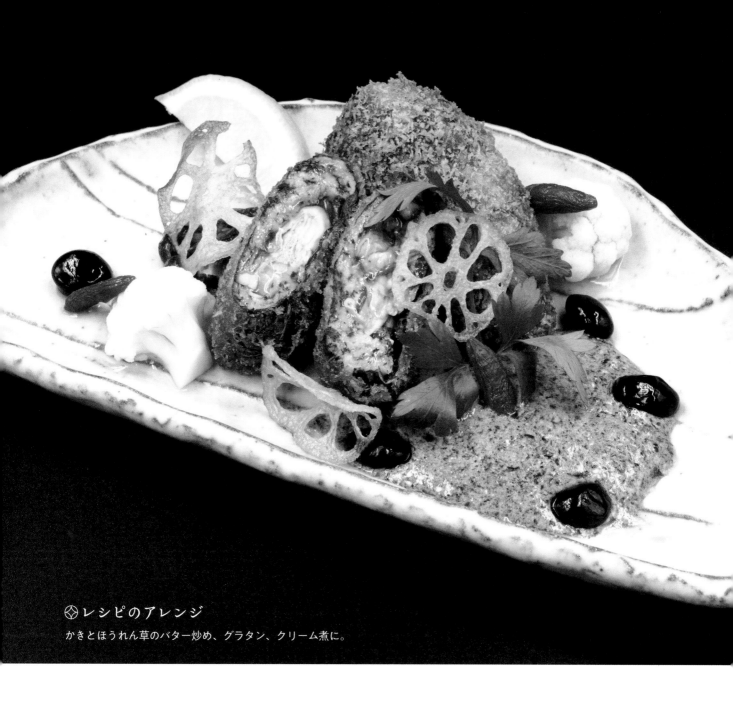

◈ レシピのアレンジ

かきとほうれん草のバター炒め、グラタン、クリーム煮に。

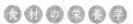 食材の栄養学

かき

「海のミルク」といわれ、亜鉛、マグネシウム、銅などのミネラルが豊富です。特に味覚や免疫力に関係する亜鉛の含有量が多いです。

 薬膳の豆知識

れんこん

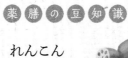

体内の余分な熱をとり、血をめぐらせ、からだを潤すはたらきがあり、食物繊維が多く含まれているので便秘にもいいです。

栄養素量

エネルギー	467 kcal
たんぱく質	8.3 g
脂質	30.9 g
炭水化物	30.1 g
食物繊維	5.3 g
食塩相当量	2.1 g

ごぼうとだいこんのカレー味きんぴら

カレー味にすることでからだを温め、食欲を増進させます。スパイスには発汗、健胃、抗酸化作用があるので、新陳代謝を高め、胃腸のはたらきをよくし、疲労回復に有効です。スパイスで料理に変化をつけて楽しみましょう。

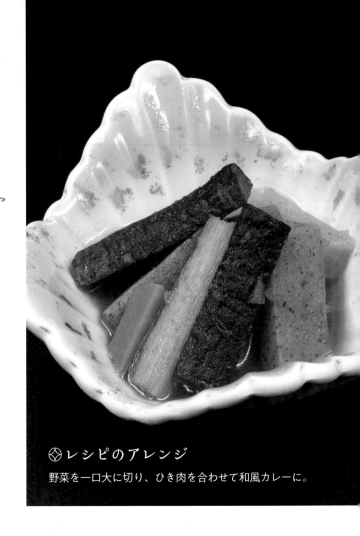

◈ レシピのアレンジ
野菜を一口大に切り、ひき肉を合わせて和風カレーに。

◇ 材料（2人分）

ごぼう	60 g	淡口しょうゆ	5 ml
だいこん	20 g	みりん	6 ml
にんじん	15 g	酒	3 ml
こんにゃく	60 g	きび砂糖	3 g
カレー粉	2 g	だし汁	100 ml
ごま油	1 ml		

◇ 作り方

1. ごぼうは4cm長さに切りそろえる。太い部分は半分または1/4に切り、水にさらす。

2. だいこんとにんじん、こんにゃくもごぼうと同じ大きさに切りそろえ、だいこんは湯通しする。

3. 鍋にごま油を入れてごぼうを炒め、カレー粉をまとわせる。全体にごま油が絡まったら、**2**の野菜とこんにゃくを入れて炒める。

4. **3**にだし汁と調味料を入れ、沸騰したら弱火にして蓋をし、ごぼうがやわらかくなるまで煮る。煮えたら器に盛る。

◈ 調理のPOINT
ごま油でごぼうを炒めるときにカレー粉を入れ、味と香りをごぼうにまとわせる。

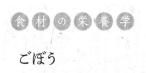

ごぼう

不溶性食物繊維のリグニン、水溶性食物繊維のイヌリンなど食物繊維を豊富に含みます。イヌリンは糖の吸収を抑制するはたらきがあり、糖尿病への効果が期待されています。

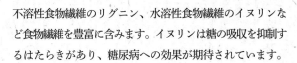

栄養素量

エネルギー	46 kcal
たんぱく質	0.7 g
脂質	0.5 g
炭水化物	3.7 g
食物繊維	2.7 g
食塩相当量	0.5 g

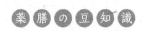

ごぼう

種は「牛蒡子」と呼ばれ、喉の治療薬として使われます。利尿作用、老廃物除去に有効です。

ひじきご飯

白米にひじき、にんじん、油揚げを入れた栄養のある五目ならず三目ご飯です。

◇ 材料（2人分）

精白米	170 g
ひじき（乾）	3 g
にんじん	5 g
油揚げ	4 g
かつおだし汁	180 ml
しょうゆ	6 ml
みりん	4 ml

◈ 調理のPOINT

ひじき、にんじん、油揚げに下味をつけ、煮汁とともに炊く。

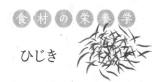

食材の栄養学

ひじき

食物繊維、カルシウム、マグネシウムを多く含んでいます。また、インスリン作用の増強、血中脂質バランスの正常化に働くクロムも豊富です。

栄養素量

エネルギー	309 kcal
たんぱく質	5.4 g
脂質	1.1 g
炭水化物	71.5 g
食物繊維	1.3 g
食塩相当量	0.6 g

◇ 作り方

1. 米を研ぎ、ざるで水気をきって、30分以上水に浸しておく。
2. にんじんと油揚げを細切りにする。ひじきは水で戻しておく。
3. ひじき、にんじん、油揚げをしょうゆ、みりん、かつおだし汁でさっと煮る。
4. 炊飯器に米と3を煮汁ごと入れて水量を調整し、炊飯する。
5. 炊きあがったら全体を混ぜて器に盛る。

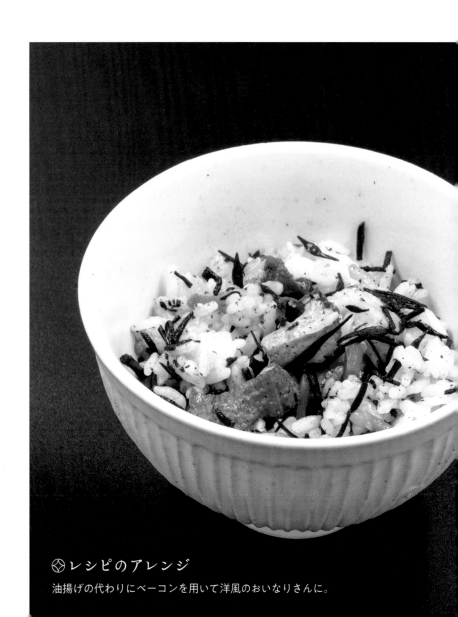

◈ レシピのアレンジ
油揚げの代わりにベーコンを用いて洋風のおいなりさんに。

あおさとなつめの味噌汁

「ビタミンとミネラルの宝庫」といわれる食物繊維たっぷりのあおさと根菜類、
滋養強壮がある生薬の代表であるなつめを入れることで腸内環境を整えて
便秘を改善するとともに、彩りを豊かにします。

◇ 材料（2人分）

あおさ（乾）	5g	合わせみそ	18g
なつめ（乾）	4個	だし汁	360ml
さといも	20g		
だいこん	20g		

◇ 作り方

1. 鍋になつめと水を入れて火にかけ、沸騰したら
弱火で10分ほどゆでる。火を止め、蓋をして冷め
るまで置いておく。

2. さといも、だいこんの皮をむいて一口大に切り、
それぞれ湯通しする。

3. 鍋にだし汁、**2**のさといもとだいこんを入れ、
蓋をして中火でやわらかくなるまで煮る。

4. **3**になつめを加えてみそを溶き、器に盛ってあ
おさを入れる。

> ⬡ 調理のPOINT
> あおさは食べる直前に入れる。

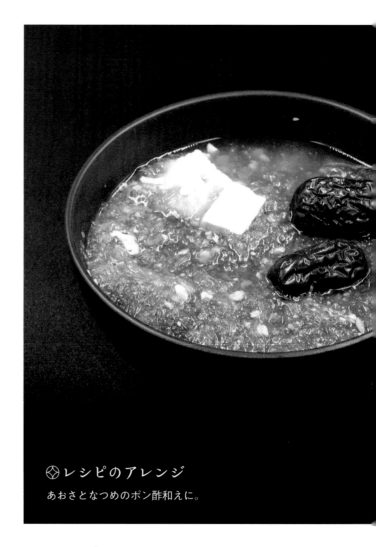

⬨ レシピのアレンジ
あおさとなつめのポン酢和えに。

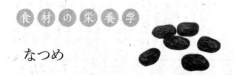

食材の栄養学

なつめ

カリウム、鉄、マグネシウムなどのミネラ
ルやパントテン酸、葉酸などのビタミン類
が豊富に含まれています。パントテン酸は
抗ストレスホルモン合成に関与します。

薬膳の豆知識

鹹味食材

（塩、あさり、いか、
いわし、海藻など）

からだのこりを改善
することができます。

栄養素量

エネルギー	47 kcal
たんぱく質	2.1 g
脂質	0.7 g
炭水化物	2.5 g
食物繊維	2.2 g
食塩相当量	1.5 g

雑穀黒豆ご飯

エネルギーを蓄える季節である冬は、寒さからからだを守るためエネルギーが必要です。
また東洋医学では生命活動を維持する腎とのかかわりが深くなります。
その腎を補う食材として利尿作用がある黒豆を主食でいただきます。

◇ 材料（2人分）

精白米	160 g
黒豆（乾）	10 g
雑穀米	10 g
水	200 ml

◇ 作り方

1. 黒豆は前日にたっぷりの水でゆでる。沸騰
寸前で火を止め、一晩浸水しておく。

2. 白米を研ぎ、**1**の煮汁に30分以上浸しておく。

3. **2**に雑穀米と黒豆を加えて炊飯する。

4. 炊きあがったら全体を混ぜて器に盛る。

⊗調理のPOINT

黒豆は一晩浸水。煮た後
は自然冷却する。

栄養素量

エネルギー	308 kcal
たんぱく質	6.2 g
脂質	1.6 g
炭水化物	70.5 g
食物繊維	1.7 g
食塩相当量	0 g

食材の栄養学

黒豆
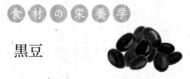

大豆と同様にたんぱく質源となる食
材で、アントシアニンなどのポリフ
ェノールを含んでいます。

薬膳の豆知識

黒豆

血を補い、胃腸のはたらきを助け、
尿の出をよくし、むくみを解消しま
す。滋養強壮に有効です。

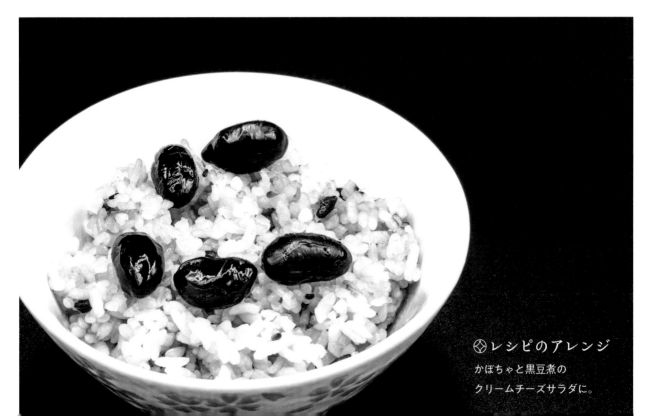

◈レシピのアレンジ

かぼちゃと黒豆煮の
クリームチーズサラダに。

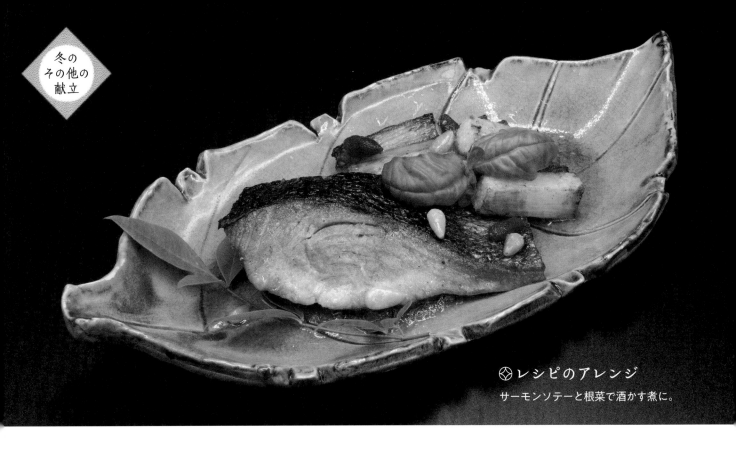

◈ レシピのアレンジ
サーモンソテーと根菜で酒かす煮に。

サーモンソテー ～焼きやまいも添え

疲労回復や胃腸を温め冷え性に効果があるサーモンと、滋養強壮があるねばねば食材であるやまいもで新陳代謝をアップします。

◇ 材料（2人分）

紅鮭	70g×2切れ
塩・こしょう	少々
やまいも	80g
オリーブ油	小さじ2
だし汁	40ml
しょうゆ	小さじ2
クコの実	6粒
松の実	10粒

◇ 作り方

1. 紅鮭に塩・こしょうをふり、フライパンにオリーブ油をひいて両面を焼く。

2. やまいもは大きめの短冊切りにする。クコの実はだし汁で戻す。

3. やまいもをオリーブ油で軽く炒め、だし汁としょうゆを加えてさらに炒める。

4. 器に紅鮭を盛り、やまいもを添え、3 のだし汁、クコの実、松の実をかける。

◈ 調理のPOINT

鮭は火の入りが早いので加熱しすぎない。

食材の栄養学

サーモン（鮭） （さけ）

サーモンの赤は抗酸化作用のある天然色素アスタキサンチンで、エビやカニもこの色素があります。白身魚の仲間です。

薬膳の豆知識

やまいも

「山薬」（さんやく）と呼ばれ、気を補い、脾・肺・腎のはたらきを助けます。滋養強壮に有効です。

栄養素量

エネルギー	174 kcal
たんぱく質	14.3 g
脂質	8.2 g
炭水化物	5.9 g
食物繊維	0.5 g
食塩相当量	1.2 g

かぶの豆鼓炒め

漢方では薬として使われ、大豆を発酵した食材である豆鼓はアミノ酸のうま味が豊富です。そのうま味を、からだを温め消化を促すかぶと、疲労回復のくるみと炒めることでからだの調子を整えます。

◇ 材料（2人分）

かぶ	80 g
にんじん	30 g
くるみ	5 g
黒豆（水煮）	6粒
豆鼓	2 g
ごま油	小さじ2
みりん	小さじ2
酒	大さじ1
きび砂糖	小さじ1
しょうゆ	小さじ1

◇ 作り方

1. かぶは皮をむき、5mmほどの厚さにスライスする。にんじんは細切りにする。くるみは乾煎りして叩いて砕く。

2. フライパンにごま油をひき、かぶとにんじんとくるみを炒める。

3. 2に豆鼓、みりん、酒、きび砂糖を加えてさらに炒める。

4. 3のかぶとにんじんがしんなりしたら、しょうゆで調味し、器に盛る。

5. 煮た黒豆を加える。

⟡ 調理のPOINT

水分が多いかぶは強火で一気に炒める。

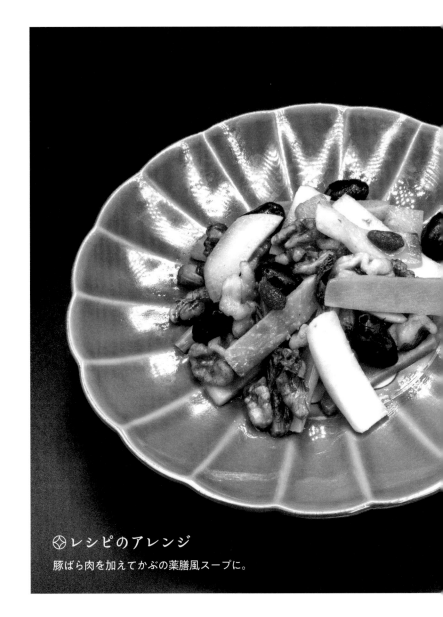

⟡ レシピのアレンジ

豚ばら肉を加えてかぶの薬膳風スープに。

食材の栄養学

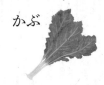

かぶ

根は消化酵素アミラーゼやカリウム、ビタミンCを含み、葉はビタミン類であるβ-カロテンやビタミンKが豊富です。

栄養素量

エネルギー	113 kcal
たんぱく質	1.8 g
脂質	7.0 g
炭水化物	6.0 g
食物繊維	1.6 g
食塩相当量	0.6 g

カリフラワーときのこのポタージュ

気のめぐりをよくし食欲不振に有効なカリフラワーと、
生活習慣病・便秘・肌荒れに効果があるしめじを入れたスープでからだを温めます。

◇ 材料（2人分）

カリフラワー	80g
しめじ	40g
スキムミルク	20g
塩・こしょう	少々
コンソメスープの素	2g
水	200ml
豆乳	100ml
わけぎ	10g

◇ 作り方

1. カリフラワーを小房に切り分け、芯は薄くスライスしてゆでる。しめじは切りそろえる。わけぎは小口切りにする。

2. 鍋に分量の水、豆乳、コンソメスープの素、**1**のカリフラワーとしめじを入れて煮込む。

3. カリフラワーがやわらかくなったら火を止め、スキムミルクを加えてよく混ぜる。

4. **3**の火を再度つけ、塩・こしょうで味をととのえ、器に盛り、わけぎを散らす。

◈ 調理のPOINT

カリフラワーの煮込みすぎに注意。スキムミルクは最後に。

食材の栄養学

カリフラワー

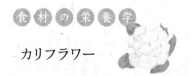

ビタミンCが豊富で、抗がん作用が期待されるアリルイソチオシアネートを含みます。オレンジ色や紫色の品種は抗酸化作用のある色素を含みます。

栄養素量

エネルギー	78 kcal
たんぱく質	6.1g
脂質	1.6g
炭水化物	7.1g
食物繊維	2.4g
食塩相当量	0.8g

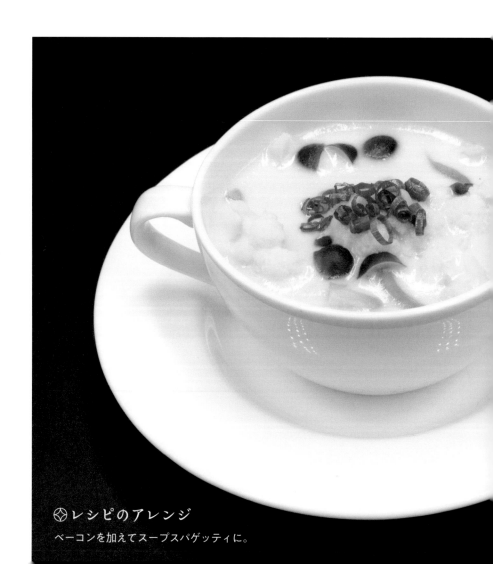

◈ レシピのアレンジ

ベーコンを加えてスープスパゲッティに。

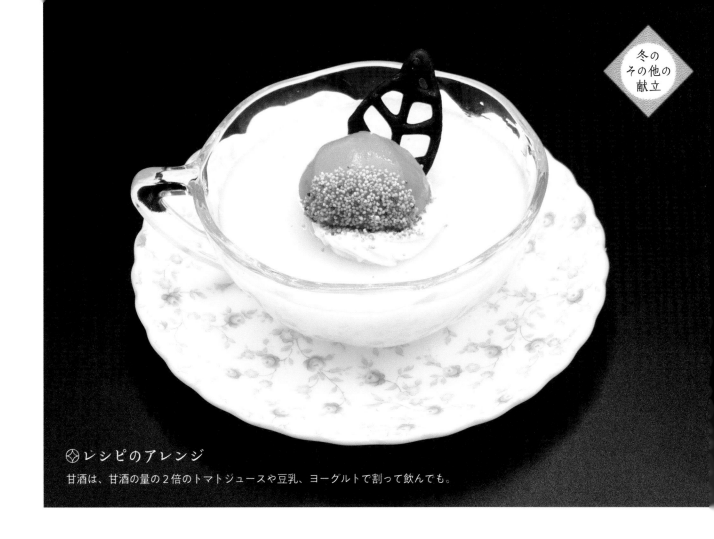

◈ レシピのアレンジ
甘酒は、甘酒の量の2倍のトマトジュースや豆乳、ヨーグルトで割って飲んでも。

甘酒ムース

発酵食品の甘酒と腎を補う鹹味の栗を使ったデザートです。

◇ 材料（2人分）

甘酒	200ml
粉ゼラチン	4g
水	40ml
甘栗（甘露煮）	2個
けしの実	少々
生クリーム	5ml
チョコレート	適量

◇ 作り方

1. 粉ゼラチンを水でふやかす。

2. 小鍋に甘酒を入れて沸騰させ、火を止めて**1**のゼラチンを入れてよく混ぜる。

3. 小鍋の底を流水で冷やし、ガラスの器に注ぎ、冷蔵庫で冷やし固める。

4. 固まったら生クリームの上にけしの実をまぶした甘栗とチョコレートをのせる。

◈ 調理のPOINT
甘酒は一度沸騰させて、火を止めてゼラチンを入れる。

食材の栄養学

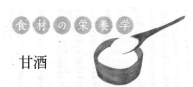

甘酒

腸内環境改善、脂質代謝抑制、血圧上昇抑制などの機能が報告されています。

栄養素量

エネルギー	154 kcal
たんぱく質	3.6 g
脂質	3.0 g
炭水化物	21.5 g
食物繊維	1.2 g
食塩相当量	0.2 g

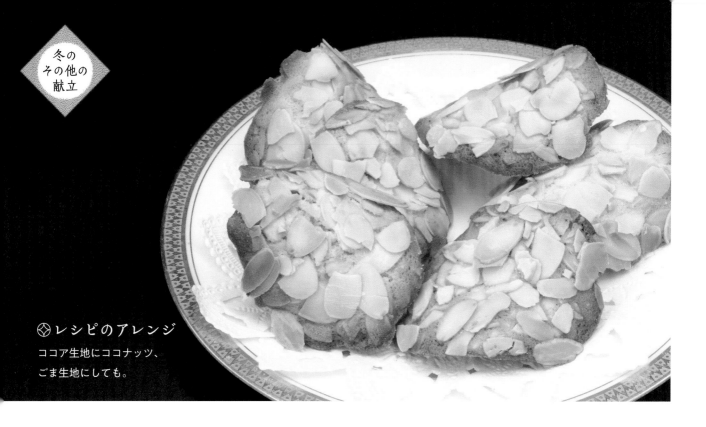

⊗ レシピのアレンジ

ココア生地にココナッツ、
ごま生地にしても。

アーモンドチュイール

オーブンで薄く焼き上げた、スライスアーモンドが入っているカーブが特徴のクッキーです。バターやアーモンドの香りが高く、豊かな味わいを楽しめます。

◇ 材料（5枚分）

[プレーン生地]

卵白	1個
グラニュー糖	40g
バター（無塩）	10g
薄力粉	10g
スライスアーモンド	40g
アーモンドエッセンス	1滴

※抹茶生地の場合は薄力粉10gを薄力粉8gと抹茶粉2gにします。

栄養素量（5枚分）

エネルギー	521 kcal
たんぱく質	11.1 g
脂質	28.6 g
炭水化物	52.4 g
食物繊維	4.3 g
食塩相当量	0.2 g

◇ 作り方

1. ボウルに薄力粉とグラニュー糖を入れ、ホイッパーで軽く混ぜる。

2. 卵白を入れ、グラニュー糖が溶けるまで混ぜる。

3. 溶かしたバターとスライスアーモンドの2/3量を入れてへらで混ぜる。

4. アーモンドエッセンスを1滴入れ、ラップをして3時間冷蔵庫で休ませる。

5. 鉄板にクッキングシートを敷き、スプーンで生地を薄く楕円に伸ばし、スライスアーモンドをのせる。

6. 170℃に温めておいたオーブンで10〜15分焼く。

7. 焼き色がついたらオーブンからとり出し、熱いうちに麺棒などで丸みを

つけ、冷めたら器に盛る。

※抹茶も同様につくります。生地が2種類あるので、マーブル模様にもできます。

⊗ 調理のPOINT

スライスアーモンドは焦げやすいので注意。

食材の栄養学

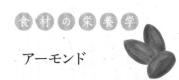

アーモンド

約50％が脂質で、不飽和脂肪酸であるオレイン酸やリノール酸が豊富です。また、抗酸化作用があるビタミンEを多く含んでいます。

ビーツスープ

栄養が豊富なスーパーフード、ビーツを使ったスープです。ビーツは補気のはたらきや、
胃腸機能を整えるはたらきがあるので、疲れたときにおすすめのスープです。

◇ 材料（2人分）

ビーツ	80 g	コンソメスープの素	2 g
たまねぎ	30 g	塩・こしょう	少々
やまいも	30 g	リーフサラダ	適量
		水	240 ml

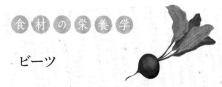

食材の栄養学

ビーツ

ラディッシュと異なり、ほうれんそうと同じヒユ科の植物です。ビーツの赤は抗酸化作用の強いポリフェノールのベタシアニンという成分です。

◇ 作り方

1. ビーツは皮をむき、薄くスライスして細切りにする。

2. たまねぎは薄くスライスし、やまいもは皮をむいて薄くスライスして細切りにする。

3. 鍋に水とビーツ、たまねぎ、コンソメスープの素を入れて煮込む。

4. ビーツがやわらかくなったらやまいも加え、塩・こしょうで味をととのえる。

5. 器に盛り、リーフサラダを加える。

⬡ 調理のPOINT
野菜は弱火でじっくり煮込む。

栄養素量

エネルギー	33 kcal
たんぱく質	0.8 g
脂質	0.1 g
炭水化物	6.1 g
食物繊維	1.5 g
食塩相当量	0.7 g

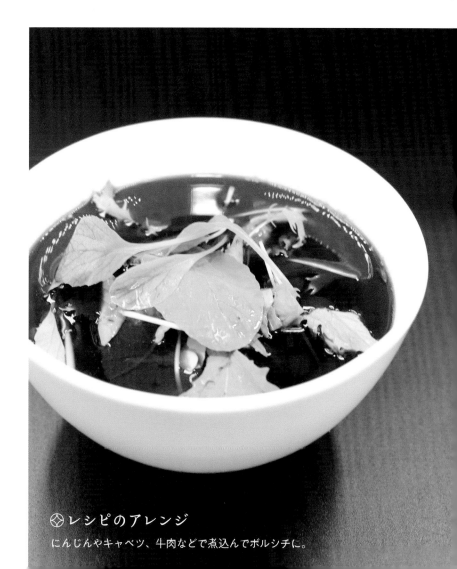

⬡ レシピのアレンジ
にんじんやキャベツ、牛肉などで煮込んでボルシチに。

高野豆腐の豚肉巻き　〜なつめソース

大豆は豆腐にすると潤す作用が加わり、冬の乾燥に最適ですが、
からだを冷やす作用も加わるので温めましょう。さらにビタミンＢが豊富な豚肉を使い、
滋養強壮の代表なつめをソースにしていただくと、健康的な一品になります。

◆ 材料（2人分）

高野豆腐（乾）	2個（30g）
豚肉（もも薄切り）	100g
オリーブ油	小さじ2
パセリ	適量
リーフレタス	適量

[なつめソース]

なつめ（乾）	4〜6個
水	500ml
しょうゆ	小さじ2
酒	大さじ1
きび砂糖	小さじ2

◆ 作り方

1. 高野豆腐はたっぷりのぬるま湯で戻し、戻ったら固く搾り、縦半分に切る。

2. 豚肉は脂身を内側にして**1**を巻く。

3. フライパンにオリーブ油をひき、ころころと転がしながら焼く。豚肉に火が通ったら、なつめソースを加えてさっと炒める。豚肉を食べやすい大きさに斜め切りし、器にリーフレタスを敷いて盛り、なつめとパセリを添える。

[なつめソース]

1. なつめは、たっぷりの水で1時間以上ことこと煮込む。水がなくなったら継ぎ足す。

2. 1時間以上煮込み、煮汁が少なくなったら、しょうゆ、酒、きび砂糖を加えてさらに煮込む。

3. **2**が冷めたら、なつめを2個残し、残りは種をとり、煮汁とともにミキサーにかける。

> ◇ 調理のPOINT
>
> 高野豆腐はたっぷりの水で戻し、使うときは水分を搾り出す。

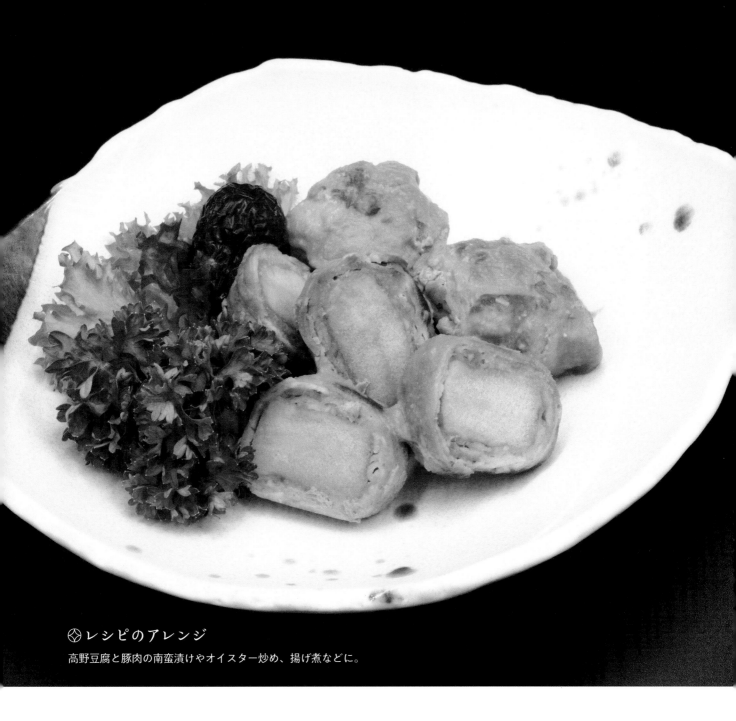

◈ レシピのアレンジ
高野豆腐と豚肉の南蛮漬けやオイスター炒め、揚げ煮などに。

食 材 の 栄 養 学

高野豆腐と豚肉

良質なたんぱく質の供給源となる食品です。高野豆腐にはカルシウム、豚肉にはリン、カリウム、鉄分、亜鉛などのミネラルが含まれています。

栄養素量

エネルギー	249 kcal
たんぱく質	16.7 g
脂質	14.3 g
炭水化物	3.6 g
食物繊維	1.5 g
食塩相当量維	1.1 g

やまいもがゆ

漢方で「山薬」と呼ばれるやまいもは、滋養効果はもちろんのこと、寒い冬のからだづくりに欠かせません。また、やまいものねばねばは血糖値の上昇を抑制するので、糖尿病や食後高血糖の方におすすめです。

◇ 材料（2人分）

発芽玄米	———	10g
精白米	———	50g
やまいも	———	60g
針しょうが	———	少量
クコの実	———	10粒
水	———	600ml

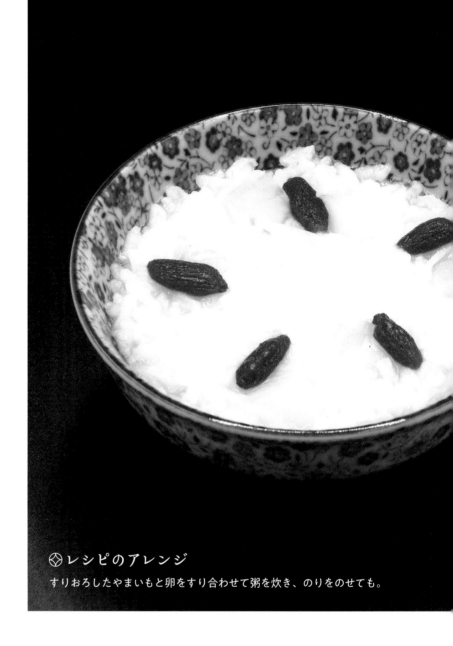

◈ レシピのアレンジ
すりおろしたやまいもと卵をすり合わせて粥を炊き、のりをのせても。

◇ 作り方

1. 発芽玄米と精白米は洗米して30分以上浸水しておく。

2. クコの実は水で戻しておく。

3. やまいもは大きめの角切りにして1に混ぜる。

4. 土鍋に3、針しょうが、分量の水を入れて炊く。

5. 炊きあがったら全体を混ぜて器に盛り、クコの実を添える。

食材の栄養学

やまいも

粘り成分は粘膜や胃壁を保護するはたらきがあります。このほか、カリウムや疲労回復効果のあるアルギニンを含みます。消化吸収酵素であるアミラーゼを含むので加熱せずに食べることができます。

◈ 調理のPOINT
やまいもは大きく切って食感を生かす。

栄養素量

エネルギー	129 kcal
たんぱく質	2.2 g
脂質	0.4 g
炭水化物	29.1 g
食物繊維	0.7 g
食塩相当量	0 g

ほうれん草のキッシュ

ほうれんそうは乾燥した粘膜や皮膚を守り、風邪予防や美容に有効ですが、からだを冷やす性質があるので火を加えて使いましょう。

◆ 材料（2人分）

ほうれんそう	80g
卵	3個
バター	5g
生クリーム	100ml
ミニトマト	6個
スライスチーズ	30g（3枚）
塩・こしょう	少々
冷凍パイシート	1枚（20cm四方）

◆ 作り方

1. ほうれんそうをゆで、流水で冷やして搾り、5cm長さに切りバターで炒める。

2. ボウルに卵を溶き、塩・こしょうをして生クリームと **1** を加える。

3. 冷凍パイシートを室温において戻し、型より少し大きくなるように伸ばし、フォークなどで数か所穴をあける。型にバター（分量外）を薄く塗り、パイシートを敷いて余分な生地を落とす。

4. 型に **2** を流し入れ、その上に半分に切ったトマトをのせて、縦に6等分にしたスライスチーズをのせて、190℃のオーブンで40分ほど焼く。

5. 型から抜き、器に盛る。

食材の栄養学

ほうれんそう

β-カロテン、ビタミンC、鉄、マグネシウムを含んでいます。冬のほうれんそうは夏のものよりも栄養価が高く、ビタミンCが3倍含まれます。

⊙ 調理のPOINT

生地の状態を確認し、焼きすぎに注意。

栄養素量

エネルギー	590 kcal
たんぱく質	15.9 g
脂質	45.1 g
炭水化物	23.0 g
食物繊維	2.4 g
食塩相当量	1.6 g

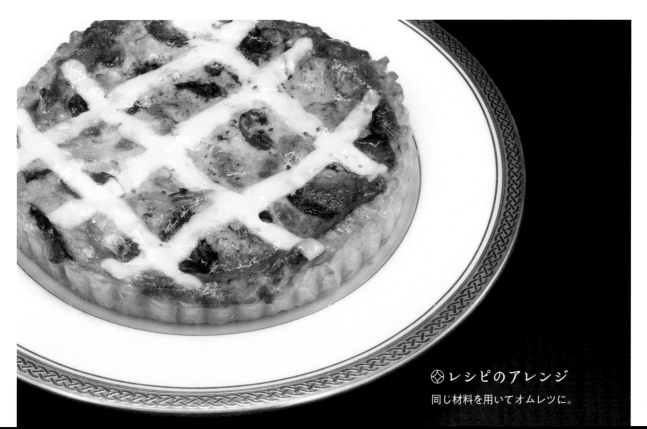

◈ レシピのアレンジ

同じ材料を用いてオムレツに。

寒い冬はからだを温める効能があるプーアル茶がおすすめです。
シナモンやしょうが（乾燥）を入れるとよりからだが温まります。
胃がもたれるときに飲むとよいでしょう。

プーアル茶

◆ **材料**（2人分）

プーアル茶（茶葉）— 小さじ2
湯 —————— 400ml
陳皮 —————— 適量

◆ **作り方**

1. 急須を温め、茶葉を入れる。
2. 急須に湯を入れ、1分浸出させる。
3. 温めたグラスに注ぎ、好みで陳皮を加える。

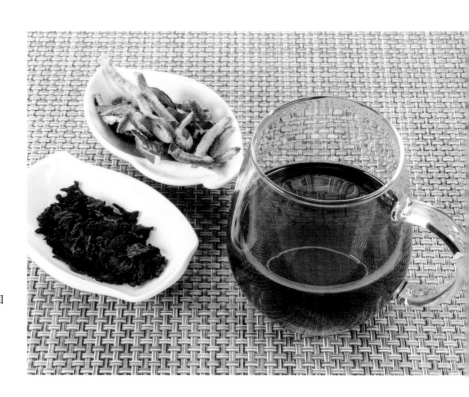

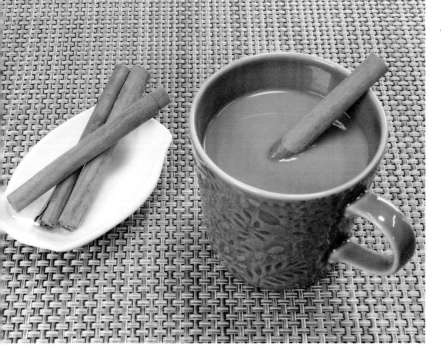

豆乳紅茶＋シナモン

◆ **材料**（2人分）

豆乳 —————— 400ml
紅茶（茶葉）——— 小さじ2
シナモン —————— 1本
※シナモンの代わりにしょうが（乾燥）1gを加えてもよい。

◆ **作り方**

1. 小鍋に豆乳を入れ、中火で温め茶葉を加える。
2. 2〜3分浸出させる。
3. 温めたカップに注ぎ、シナモンを加える。

冬こそ筋活！

　寒い冬は外出する機会が減り、部屋でくつろぐことが多くなります。暖房の効いた部屋でみかんを食べながらテレビや動画を見る機会が多くなりがちです。からだを動かすことが減ると起こりやすいのが、肩こりや腰痛などの筋肉のこりです。からだは、動かすことで血行が高まります。血液によって筋肉は栄養されるのですが、寒さや動かない生活習慣は、血行の妨げとなり、筋肉のこりを生じさせ、痛みや違和感の原因となります。昨今は「〇活」という言葉をよく耳にしますが、それにあやかり、冬こそ「筋活」に励んでみてはいかがでしょうか。

　筋活といっても激しい運動をする必要はありません。日々の生活のなかで「少し疲れる動作」を試してみてください。たとえば、歯磨きや通勤電車で立っているときなどに「踵（かかと）」を上げ下げしてみてください。このほか、仕事中などトイレの際は階段を使って別の階のトイレに移動するのもよいでしょう。その際、ひとつ飛ばしで階段を上がりましょう。また、近くのお店に買い物に行くときは車を使わず散歩がてら歩いて行きましょう。家のなかを移動する際はつま先立ちを試してみるなど、主に下半身を意識した動作を心がけてみてください。筋肉は全身に500個ほどありますが、大きな筋肉は下半身に集中しています。下半身を鍛えることが最も効果的な筋活です。大きな筋肉が鍛えられると血行不良になりにくく、冷え性改善にもつながります。

　薬膳的にはからだを温める力を備えたかぼちゃ・ねぎ・しょうが・にんにく・にらなど、筋肉や骨を強くする牛肉・いわし・キャベツ・うずら卵などがおすすめです。さらに運動を支える関節の動きをなめらかにするエリンギ・松茸・パパイヤはいかがでしょうか。

　筋活と薬膳で寒い冬を乗り越え、穏やかな春に備えましょう。

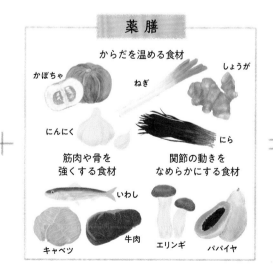

筋活

・歯磨きや通勤電車で立っているときなどに「踵」を上げ下げする
・階段を使う。可能であれば階段をひとつ飛ばして上がる
・近くに買い物に行くときは歩いて行く
・家のなかでの移動はつま先立ちを試す

3秒保つ　ストンと落とす

＋

薬膳

からだを温める食材
かぼちゃ　ねぎ　しょうが　にんにく　にら

筋肉や骨を強くする食材
いわし　キャベツ　牛肉

関節の動きをなめらかにする食材
エリンギ　パパイヤ

＝

穏やかな春を迎える

編者紹介

日本薬膳学会
（にほんやくぜんがっかい）

2013年に設立の一般社団法人。東西医学を融合した日本独自の薬膳の確立をめざし、専門の大学教員が主催する学術団体。本学会では、「日本風土に根差した」「日本人に適した」「日本から発信する」薬膳を科学的な視点でとらえながら研究・実践するとともに、それらを担う人材育成に尽力している。学会の活動を通じてさまざまな分野とのコミュニケーションを活発に行い、わかりやすい薬膳とその活用法を広めることを目的としている。

一般社団法人日本薬膳学会ホームページ　https://www.jsmd2013.jp

日本薬膳学会のロゴは、古代中国の時代から医療と農耕の神として敬われている「神農」をモチーフにしている。「神農」は、薬膳の古典である「神農本草経」の書名にも冠された人物である。本学会は、その精神と知識を継承し、薬膳の啓発活動を行いたいと考えている。

協力／鈴鹿医療科学大学

本文編集／髙木久代、浦田　繁

本文協力／吉村智春（栄養指導）、加藤裕行（撮影）、稲吉　郭（料理）、鈴木祐莉加（食材イラスト）

ブックデザイン／片柳綾子［株式会社DNPメディア・アート］
　　　　　　　　　吉冨純香（切り絵）［codomopaper］
イラスト／ホンマヨウヘイ［studio hom.］

NDC 596　95p　26cm

日本薬膳学会　和の薬膳
（にほんやくぜんがっかい　わのやくぜん）

2024年1月30日　第1刷発行

編　者　日本薬膳学会（にほんやくぜんがっかい）
発行者　森田浩章
発行所　株式会社　講談社
　　　　〒112-8001　東京都文京区音羽 2-12-21
　　　　販　売　03-5395-4415
　　　　業　務　03-5395-3615

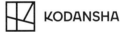

編　集　株式会社　講談社サイエンティフィク
　　　　代表　堀越俊一
　　　　〒162-0825　東京都新宿区神楽坂 2-14　ノービィビル
　　　　編　集　03-3235-3701

印刷所　大日本印刷株式会社
製本所　大口製本印刷株式会社

ISBN 978-4-06-533989-3